高 等 学 校 教 材

Experiment and Guide
for Pharmaceutics

药剂学实验与指导

王爱萍 主 编
刘 沙 副主编
刘宗亮 孙考祥 主 审

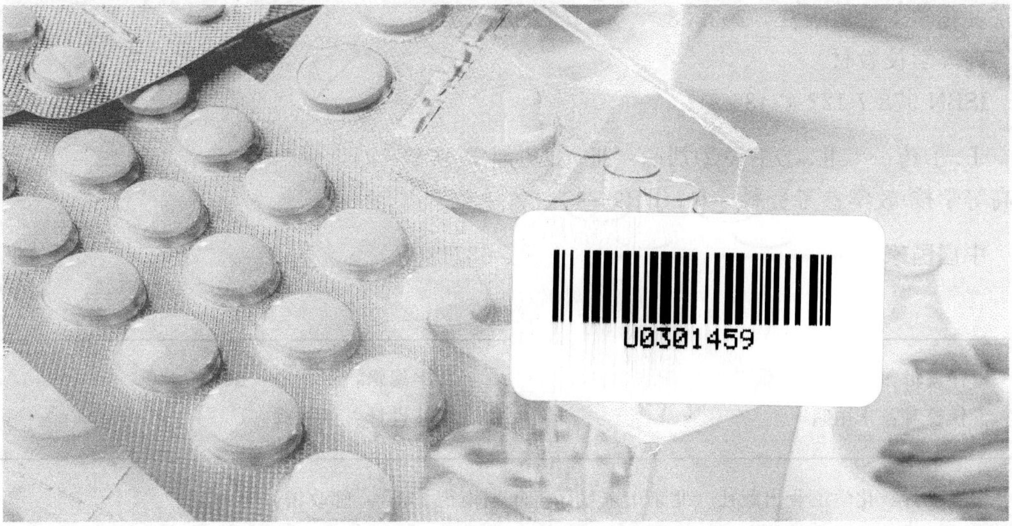

化学工业出版社
·北 京·

内容简介

《药剂学实验与指导》根据药剂学课程的性质、任务及要求，设计了普通剂型实验、新剂型及新技术实验、处方前研究实验及综合设计性实验等。其中普通剂型实验 9 个，包括片剂、注射剂、乳剂、混悬剂、软膏剂、栓剂等常规剂型的制备；新剂型及新技术实验 7 个，包括缓释片、长效微球、纳米晶、贴剂、脂质体等新型制剂的制备和固体分散体等新技术的应用；处方前研究实验 3 个，包括溶解度、油水分配系数、粉体流动性的测定等；综合设计性实验 2 个，涉及根据药物设计合适的剂型，或者采用新技术提高药物溶解度的设计。本书实验内容丰富，涉及内容较广，突出药剂学理论知识的应用与实际动手能力的培养。

《药剂学实验与指导》可供药学类各相关专业的实验教学使用，实验内容可根据实际情况适当调整增删，也可作为从事药物制剂研究与开发的科技人员的参考书。

图书在版编目（CIP）数据

药剂学实验与指导/王爱萍主编；刘沙副主编. —北京：化学工业出版社，2023.8

高等学校教材

ISBN 978-7-122-43486-9

Ⅰ.①药… Ⅱ.①王…②刘… Ⅲ.①药剂学-实验-高等学校-教学参考资料 Ⅳ.①R94-33

中国国家版本馆 CIP 数据核字（2023）第 087130 号

责任编辑：褚红喜　孙钦炜　　文字编辑：王聪聪　朱　允

责任校对：李雨晴　　装帧设计：张　辉

出版发行：化学工业出版社（北京市东城区青年湖南街 13 号　邮政编码 100011）

印　　装：天津盛通数码科技有限公司

787mm×1092mm　1/16　印张 6¾　字数 128 千字　2023 年 9 月北京第 1 版第 1 次印刷

购书咨询：010-64518888　　售后服务：010-64518899

网　　址：http://www.cip.com.cn

凡购买本书，如有缺损质量问题，本社销售中心负责调换。

定　　价：29.80 元

《药剂学实验与指导》

编写组

主　　编： 王爱萍

副主编： 刘　沙

主　　审： 刘宗亮　孙考祥

编写人员： 陈大全　梁荣财　张　蓬　楚永超　王爱萍　刘　沙

前言

党的二十大报告中指出，教育、科技、人才是全面建设社会主义现代化国家的基础性、战略性支撑，必须坚持科技是第一生产力、人才是第一资源、创新是第一动力，深入实施科教兴国战略、人才强国战略、创新驱动发展战略，开辟发展新领域新赛道，不断塑造发展新动能新优势；广泛践行社会主义核心价值观，深化爱国主义、集体主义、社会主义教育，着力培养担当民族复兴大任的时代新人。我们以此为精神内核，以提升学生社会责任感和使命感为指导思想，以培养造就大批德才兼备的高素质人才为目标，结合烟台大学药学院药剂学实验教学的经验积累，并参考多个版本的药剂学实验教材编著了本书。

药剂学是研究药物剂型和药物制剂的设计理论、处方工艺、生产技术、质量控制和合理应用的综合性应用技术学科。药剂学实验作为药剂学教学的重要组成部分，注重药剂学理论知识的应用与学生实际动手能力的培养，是理论联系实际的重要环节和主要方式之一。通过药剂学实验项目的训练，使学生加深和巩固对药剂学理论知识的理解，并掌握药剂学的基本实验技能，掌握各种药物剂型的制备方法；熟悉或了解制剂研究和生产常用仪器设备的结构、性能及使用方法；培养学生的实验观察能力，以及独立分析实验结果的能力，进一步培养学生严谨的科研作风。

根据药剂学课程的性质、教学任务及培养要求，药剂学实验内容分为普通剂型实验、新剂型及新技术实验、处方前研究实验及综合设计性实验四章。通过普通剂型实验项目，使学生掌握各常规剂型的典型制备工艺、熟悉各种剂型的处方设计方法、常用辅料及主要质量检查等内容；通过新剂型及新技术实验，使学生熟悉缓控释制剂、靶向制剂等新剂型的制备方法与常用辅料以及固体分散体等制剂新技术，从而更好地了解药物制剂的发展前沿，激发学生的学习兴趣，为新剂型的研究与开发打下坚实的基础；通过处方前研究实验，使学生掌握常用的药物理化性质测定方法，了解处方前研究，可进一步为剂型设计及优化制剂的处方工艺提供依据；综合设计性实验则由学生根据药物性质，自行完成处方设计、制备工艺及质量检查等实验过程，从中得到综合性实验技能的锻炼。通过以上多层次、多方式教学的全面实验训练后，学生可达到下列要求：①进一步巩固和加深对药剂学基本知识的理解，提高综合运用所学知识的能力；②能够掌握实验原理和实验基本技能，正确使用仪器设备并能熟练操作；③能独立并准确地对实验结果进行分析，使学生具有一定的分析问题、解决问题和独力工作的能力，为学生将来从事制剂研究与生产提供一个实践基础。

本书的实验内容较丰富，涉及内容较广，可供药学类各相关专业的实验教学使用，实验内容可根据实际情况适当调整增删。本书也可作为从事药物制剂研究与开发的科技人员的参考书。

在编写组人员的大力协助和支持下，本实验教材的编写工作得以顺利开展，在此为大家所付出的辛勤努力表示衷心感谢！限于编者的水平有限，书中不足之处在所难免，敬请读者批评指正。

编者

2023 年 4 月

目录

第一章 普通剂型实验

第二章 新剂型及新技术实验

第三章 处方前研究实验

第四章 综合设计性实验

第一章

普通剂型实验

实验一

混悬剂的制备

一、实验目的

1. 掌握混悬剂的制备方法。

2. 掌握沉降容积比的概念并熟悉测定方法。

3. 熟悉根据药物性质选择适宜的稳定剂，用以制备稳定混悬剂的方法。

二、实验原理

混悬剂（suspension）系指难溶性固体药物以微粒状态分散于分散介质中形成的非均匀的液体制剂。混悬剂中的药物微粒一般为 0.5～10μm。混悬剂应满足如下质量要求：①药物的化学性质稳定，在贮存及使用期间其含量符合要求；②混悬剂中的微粒大小根据用途不同有不同要求；③粒子沉降速度慢，沉降后不应结块，轻摇后应迅速均匀分散；④混悬剂应有一定的黏度要求，外用混悬剂应易于涂布。在药剂学中，搽剂、洗剂、注射剂、滴眼剂、气雾剂、软膏剂和栓剂等都有混悬型制剂。

混悬剂属于动力学和热力学不稳定体系。混悬剂中的微粒受重力作用产生沉降时，其沉降速度服从 Stoke's 定律：

$$v=2r^2(\rho_1-\rho_2)g/9\eta \tag{1-1}$$

式中，v 为沉降速度；r 为粒子半径；ρ_1 为粒子密度；ρ_2 为介质密度；η 为混悬剂的黏度；g 为重力加速度。

根据 Stoke's 定律，增加混悬剂动力学稳定性的主要方法有：①减小微粒半径；②加入助悬剂（如高分子化合物、半合成纤维素衍生物等），增加分散介质的黏度，同时也减小了微粒与分散介质之间的密度差，降低微粒的沉降速度。

混悬剂中微粒分散度高，具有较大的表面自由能，故体系属于热力学不稳定体

笔记

系。微粒有聚集的趋势，可加入表面活性剂等用以降低固液之间界面张力，使体系稳定。表面活性剂又可作润湿剂，改善疏水性药物的润湿性，从而克服疏水微粒因吸附空气而上浮的现象。

向混悬液中加入少量电解质（絮凝剂），可以使微粒的 ξ 电位降低至一定值（20～25mV），微粒间发生絮凝，形成网状疏松的聚集体。其特点是沉降速度快，沉降物体积大，沉降物易再分散，其物理稳定性好。向絮凝状态的混悬剂中加入电解质，使其 ξ 电位增大，由絮凝状态变为非絮凝状态，这一过程称为反絮凝。

混悬剂的制备方法有分散法与凝聚法。①分散法。它是将固体药物粉碎成符合粒径要求的微粒，再分散于分散介质中。一般亲水性药物先干研至一定细度，再加液研磨（通常一份固体药物，加 0.4～0.6 份液体为宜）；疏水性药物则先用润湿剂或高分子溶液研磨，使药物颗粒润湿，最后加分散介质稀释至总量。小量制备可用乳钵，大量生产可用乳匀机、胶体磨等。②凝聚法。它是将离子或分子状态的药物借助物理或化学方法凝聚成微粒，再混悬于分散介质中形成混悬剂。

混悬剂的质量评价包括微粒大小、沉降容积比、絮凝度、重新分散性、ζ 电位、流变学特性等。其中沉降容积比 F 是指沉降物的容积与沉降前混悬剂的容积之比。将混悬剂放入量筒中，混匀，测定混悬剂的容积 V_0，静置一段时间后，观察沉降面不再改变时沉降物的容积 V，则 F 为

$$F=V/V_0=H/H_0 \tag{1-2}$$

沉降容积比也可用高度表示。式中，H_0 为沉降前混悬液的高度；H 为沉降后沉降面的高度。F 值的范围为 0～1，F 值越大混悬剂越稳定。

三、实验内容与操作

（一）亲水性药物混悬剂的制备及沉降容积比的测定

1. 处方

氧化锌混悬剂处方见表 1-1。

表 1-1 氧化锌混悬剂处方

处方号	1	2	3	4
氧化锌/g	0.5	0.5	0.5	0.5
甘油/g	—	3.0	—	—
甲基纤维素/g	—	—	0.1	—
西黄蓍胶/g	—	—	—	0.1
蒸馏水加至/mL	10	10	10	10

笔记

2. 操作

① 处方 1 的配制：称取氧化锌细粉（过 120 目筛），置于乳钵中，先加 0.3mL 蒸馏水研成糊状，再加少量蒸馏水研磨均匀，最后加蒸馏水稀释并转移至 10mL 刻度试管中，加蒸馏水至刻度。

② 处方 2、处方 3 的配制：分别称取甘油 3.0g 或甲基纤维素 0.1g，置于乳钵中，加入蒸馏水研成溶液后，加入氧化锌细粉，研成糊状，再加少量蒸馏水研匀，稀释并转移至 10mL 刻度试管中，加蒸馏水至刻度。

③ 处方 4 的配制：称取西黄蓍胶 0.1g，置于乳钵中，加几滴乙醇润湿均匀，加少量蒸馏水研成胶浆，加入氧化锌细粉，其余同操作②。

④ 沉降容积比测定：将上述 4 个装混悬液的试管，塞住管口，同时振摇相同次数后放置，分别记录 0min、5min、10min、30min、60min、90min 沉降物的高度（mL），计算沉降容积比，并将结果填入表 1-3，并根据数据绘制沉降曲线。

3. 操作注意事项

① 各处方配制时，加液量、研磨用力及研磨时间应尽可能一致。

② 用于测定沉降容积比的试管，直径应一致。

（二）润湿剂在疏水性药物混悬剂制备中的作用

1. 处方

硫磺洗剂的处方组成（分散法）见表 1-2。

表 1-2 硫磺洗剂的处方组成（分散法）

处方号	1	2	3	4
精制硫磺/g	0.2	0.2	0.2	0.2
乙醇/mL	—	2.0	—	—
甘油/mL	—	1.0	—	—
软皂液/mL	—	—	1.0	—
聚山梨酯-80/g	—	—	—	0.03
蒸馏水加至/mL	10	10	10	10

2. 操作

称取精制硫磺置于乳钵中，各处方分别按加液研磨法依次加入少量蒸馏水、乙醇、甘油、软皂液或聚山梨酯-80（加少量蒸馏水）研磨，再向各处方中缓缓加入蒸馏水至全量。振摇，观察硫磺微粒的混悬状态，并做记录。

笔记

(三) 絮凝剂对混悬剂再分散性的影响

1. 处方

(1)	碱式硝酸铋	1.0g
	蒸馏水	适量
		共制成 10mL
(2)	碱式硝酸铋	1.0g
	1%磷酸二氢钾溶液	1.0mL
	蒸馏水	适量
		共制成 10mL

2. 操作

① 处方(1)的配制：取碱式硝酸铋置于乳钵中，加 0.5mL 蒸馏水，研磨，然后分次用蒸馏水转移至试管中，加蒸馏水至 10mL，摇匀后放置 1h。

② 处方(2)的配制：取碱式硝酸铋置于乳钵中，加 1%磷酸二氢钾溶液 0.5mL，研磨，然后分次用剩余的 1%磷酸二氢钾溶液及蒸馏水转移至试管中，加蒸馏水至 10mL，摇匀后放置 1h。

③ 先观察试管中沉降物状态和上清液的澄清度，然后再将试管上下翻转，观察沉降物再分散状况，记录再分散均匀的翻转次数与现象。

3. 操作注意事项

用上下翻转试管的方式振摇沉降物，两管用力要一致，用力不要过大，切勿用力振摇。

(四) 凝聚法制备硫磺洗剂

取 4%盐酸 (*W/V*) 与 20%硫代硫酸钠 (*W/V*) 溶液各 5mL，置于 10mL 具塞试管中，振摇，观察硫磺存在的状态，记录。

四、实验结果和讨论

1. 将沉降容积比测定结果填入表 1-3。

表 1-3 沉降容积比与时间的关系

时间/min	处方号							
	1		2		3		4	
	H	H/H_0	H	H/H_0	H	H/H_0	H	H/H_0
5								
10								

笔记

续表

时间/min	处方号							
	1		2		3		4	
	H	H/H_0	H	H/H_0	H	H/H_0	H	H/H_0
30								
60								
90								

注：H 为沉降物高度，H_0 为混悬液高度。

2. 根据表 1-3 数据，以 H/H_0（沉降容积比）为纵坐标，时间为横坐标，绘制各处方沉降曲线，比较几种助悬剂的助悬能力。

3. 记录碱式硝酸铋混悬剂 1h 沉降物状态、上清液情况及再分散均匀翻转次数。

4. 记录硫磺洗剂各处方的药物存在状态，讨论不同润湿剂的稳定作用。

5. 比较分散法与凝聚法制备硫磺洗剂的混悬情况，讨论不同制备方法对混悬剂稳定性及分散情况的影响。

五、思考题

1. 氧化锌混悬剂与硫磺洗剂在处方及工艺上有哪些差异，说明原因。

2. 将下述处方制成稳定混悬剂，应选择何种稳定剂。简述处方中各成分作用及制备工艺。

氧化锌	6.0g
液体酚	1.0mL
甘　油	2.0mL
石灰水	适量
	共制成 100mL

实验二

乳剂的制备与评价

一、实验目的

1. 掌握乳剂的常用制备方法。
2. 熟悉不同乳化剂及制备方法对乳滴大小的影响。
3. 熟悉离心分光光度法在评价乳剂物理稳定性研究中的应用。
4. 熟悉乳剂类型的鉴别方法。

二、实验原理

乳剂（emulsion）是互不混溶的两种液体（通常为水或油）混合，其中一种液体以小液滴形式分散于另一种液体中形成的非均相液体分散体系。乳剂的类型有水包油（O/W）型和油包水（W/O）型等。乳剂的类型主要取决于乳化剂的种类、性质及两相体积比。制备乳剂时应根据制备量和乳滴大小的要求选择设备。少量制备时多在乳钵中进行，大量制备可选用乳匀机、胶体磨等设备。乳剂的制备方法有干胶法、湿胶法和直接混合法。乳剂类型的鉴别一般用稀释法或染色法。

乳剂的分散液滴一般为 0.1～100μm，微小液滴表面积大，表面自由能高，因而具有热力学不稳定性，乳剂的破坏是其必然结果。乳剂的物理不稳定性表现为分散液滴可自动由小变大或分层等，其每种形式都是乳剂稳定性发生改变的表征。

本实验采用离心法考察乳剂的稳定性。由于不同处方组成的乳剂在相同的离心条件下乳滴合并或分层速度不同，表现出乳剂对光的吸收程度不同，因此，通过测定乳剂离心前后在一定波长下光吸收大小的改变，可计算乳剂的稳定性参数（K_e），用以快速比较与评价乳剂的稳定性，表达式如下：

笔记

$$K_e = [(A_0 - A)/A_0] \times 100\% \quad (1\text{-}3)$$

式中，K_e 为稳定性参数；A_0 为离心前乳剂稀释液的吸光度；A 为离心后乳剂稀释液的吸光度。当 $A_0 - A > 0$（或 $A_0 - A < 0$）时，分散相油滴上浮（或下沉），乳剂不稳定；当 $A_0 - A = 0$ 时，分散相基本不变化，乳剂稳定。即 K_e 值越小，乳剂越稳定。本法是研究乳剂稳定性的定量方法，可为筛选处方及选择最佳工艺条件提供科学依据。

三、实验内容与操作

（一）手工法制备乳剂：阿拉伯胶为乳化剂

1. 处方

豆油（ρ=0.91）	3.3mL
阿拉伯胶（细粉）	0.8g
蒸馏水	适量
共制成 12.5mL	

2. 操作

① 取豆油置于干燥研钵中，加入阿拉伯胶细粉研磨均匀。按油：水：胶（4：2：1）的比例，首次加入蒸馏水 1.7mL，迅速向一个方向研磨，直至产生“劈裂”的乳化声，即成稠厚、色浅的初乳。

② 用蒸馏水将初乳分次转移至带刻度的烧杯或量杯中，加水至刻度，搅匀即得。

③ 显微镜法测定乳滴的直径。取乳剂少许置于载玻片上，加盖玻片后在显微镜下观察并测定乳滴大小，记录最大和最多乳滴的直径。

3. 操作注意事项

制备初乳时所用乳钵必须是干燥的，研磨时需用力均匀，向一个方向迅速不停地研磨，直至初乳形成。

（二）手工法制备乳剂：聚山梨酯-80 为乳化剂

1. 处方

豆油（ρ=0.91）	6mL
聚山梨酯-80	3mL
蒸馏水	适量
共制成 50mL	

2. 操作

① 取聚山梨酯-80 与豆油置于乳钵中，研磨均匀后，加入蒸馏水 4mL 研磨，形

笔记

成初乳。

② 用蒸馏水将初乳分次转移至带刻度的烧杯中，加水至 50mL，搅匀即得。

③ 镜检：记录最大和最多乳滴的直径。

(三) 机械分散法制备乳剂：豆磷脂为乳化剂

1. 处方

豆油（ρ=0.91）	22mL
豆磷脂溶液	50mL
蒸馏水	适量
	共制成 200mL

2. 操作

① 豆磷脂溶液的制备：取豆磷脂 2.2g，加甘油 3.6g 研匀，再加少量蒸馏水研磨，用蒸馏水稀释至 50mL。

② 将豆油、豆磷脂溶液和蒸馏水放入组织捣碎机中，转速为 8000～12000r/min 匀化 20s（中档 10s，高档 10s），即得。

③ 镜检：记录最大和最多乳滴的直径。

(四) 机械分散法制备乳剂：聚山梨酯-80 为乳化剂

1. 处方

豆油（ρ=0.91）	22mL
聚山梨酯-80	10mL
蒸馏水	适量
	共制成 200mL

2. 操作

① 取聚山梨酯-80，加适量蒸馏水搅匀，在组织捣碎机中，加入豆油和剩余的蒸馏水，以 8000～12000r/min 的转速搅拌 20s（中档 10s，高档 10s），即得。

② 镜检：记录最大和最多乳滴的直径。

(五) 乳剂稳定性参数的测定

分别取前述用组织捣碎机制备的乳剂样品，装于 2 支离心管中，将其调平后，放入离心机。调节离心机转速为 2000r/min，离心 15min 后，取出离心管，用移液管吸取 0.5mL 样品置于 250mL 量瓶中，加水稀释至刻度，混匀。以水为空白，在 550nm 波长下，测定其吸光度（A）。同法取 0.5mL 原乳剂样品，稀释、定容，在同一波长下测定吸光度值（A_0），计算乳剂的稳定性参数 K_e。

笔记

(六) 乳剂类型鉴别

1. 稀释法

取上述制备的乳剂少许，加水稀释，如能用水稀释则为 O/W 型，否则为 W/O 型。

2. 染色法

将乳剂样品涂在载玻片上，用油溶性染料苏丹-Ⅲ以及水溶性染料亚甲蓝各染色一次，在显微镜下观察，苏丹-Ⅲ均匀分散的乳剂则为 W/O 型，亚甲蓝均匀分散的则为 O/W 型。

四、实验结果和讨论

1. 绘制显微镜下乳剂的形态图。

2. 取不同制备方法和不同乳化剂制得的乳剂，将通过显微镜法测定的乳滴直径填入表 1-4，并对结果进行分析讨论。

表 1-4　乳滴粒径数据

制备方法	乳化剂	最大粒径/μm	最多粒径/μm
手工法	阿拉伯胶		
	聚山梨酯-80		
组织捣碎机	豆磷脂		
	聚山梨酯-80		

3. 将以机械法采用不同乳化剂制备乳剂的 K_e 值填入表 1-5，并评价该乳剂的物理稳定性。

表 1-5　乳剂的物理稳定性参数

种类	离心前吸光度(A_0)	离心后吸光度(A)	K_e
乳剂 1(豆磷脂)			
乳剂 2(聚山梨酯-80)			

五、思考题

1. 乳化剂有哪几类？制备乳剂时应如何选择乳化剂？

2. 影响乳剂物理稳定性的因素有哪些？如何制备稳定的乳剂？

实验三

维生素C注射剂的制备及质量评价

一、 实验目的

1. 掌握注射剂的制备工艺和操作要点。
2. 掌握注射剂的质量检查内容和方法。
3. 掌握使注射剂稳定化的方法。
4. 了解注射剂灌装量的调节要求。

二、 实验原理

注射剂（injection）系指原料药物或与适宜的辅料制成的供注入体内的无菌制剂，可分为注射液（包括溶液型注射液、混悬型注射液、乳状液型注射液）、注射用无菌粉末（冷冻干燥制品及无菌分装制品）和注射用浓溶液。根据医疗上的需要，注射剂的给药途径可分为静脉注射、肌内注射、皮下注射、皮内注射和脊椎腔注射等。由于注射剂直接注入机体内部，所以药物吸收快，作用迅速，为保证用药的安全性和有效性，必须对制剂生产和产品质量进行严格控制。以溶液型注射剂制备过程为例，其工艺流程如下：

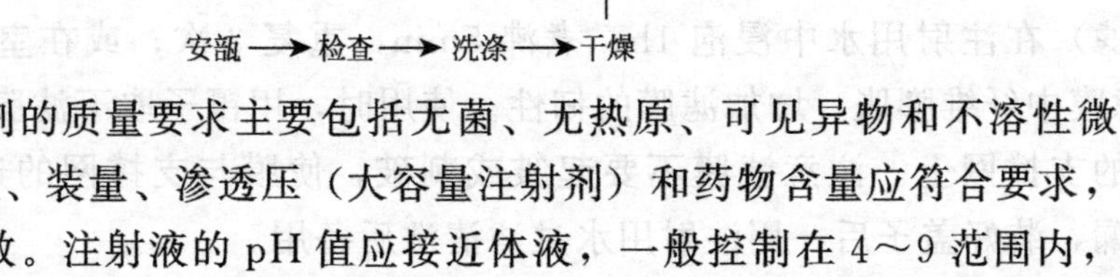

注射剂的质量要求主要包括无菌、无热原、可见异物和不溶性微粒符合要求，pH值、装量、渗透压（大容量注射剂）和药物含量应符合要求，在贮存期内稳定有效。注射液的pH值应接近体液，一般控制在4～9范围内，特殊情况下可以适当放宽。凡大量静脉注射或滴注的输液，应调节其渗透压与血浆渗透压相等或接近。

笔记

为了达到上述质量要求，在注射剂制备过程中，除了生产操作区符合GMP要求、操作者严格遵守GMP规程外，其处方必须采用法定处方，所用药物、附加剂及溶剂等均需满足注射标准，其制备方法必须严格遵守拟定的产品生产工艺规程，不得随意更改。

三、实验内容与操作

1. 处方

维生素C	5.0g
碳酸氢钠	约2.4g（调pH 5.0～7.0）
乙二胺四乙酸二钠	0.005g
焦亚硫酸钠	0.2g
注射用水	加至100mL

2. 操作

（1）空安瓿的处理

在使用空安瓿前，先用清水清洗外壁，然后用清水灌注安瓿，并清洗2次（如果安瓿清洁度差，必须用0.5%醋酸或盐酸溶液灌注，并在100℃下加热30min），然后用去离子水清洗2次，最后用合格的注射用水清洗1次，120～140℃烘干，备用。

（2）注射液的配制

① 容器处理。所有用于制备的容器应使用洗涤剂或硫酸清洗液进行清洗，在使用前再用注射用水冲洗，以避免杂质和热原的引入。

② 滤器等的处理。

a. 垂熔玻璃滤器：常用的垂熔玻璃滤器是漏斗和过滤球。一般G3垂熔玻璃滤器用于常压过滤，G4垂熔玻璃滤器用于减压或加压过滤，G6垂熔玻璃滤器用于除菌过滤。处理时可以用水反复冲洗，以去除上次过滤残留的杂质，排水后用洗涤液（1%～2%的硫酸钠洗涤液）浸泡，用水冲洗干净，最后用注射用水过滤，直到过滤后的水不呈酸性，检查清晰度合格。

b. 微孔滤膜：常用的是由醋酸纤维素和硝化纤维素酯混合物组成的微孔滤膜。将经检查合格的膜（0.22μm微孔滤膜用于除菌过滤，0.45μm微孔滤膜用于一般过滤）在注射用水中浸泡1h，煮沸5min，重复3次；或在室温下浸泡12h，使滤膜中纤维膨胀，增加滤膜的韧性。使用时，用镊子取下滤膜，平放在膜过滤器的支撑网上，注意滤膜不要起皱或刺破，使膜与支撑网的边缘对齐，保证无渗漏，装好盖子后，用注射用水过滤清洗后备用。

③ 对惰性气体进行处理。维生素C易于被氧化，在生产时需要添加惰性气体，常用的是二氧化碳或氮气。使用纯度较低的二氧化碳时，依次通过1%硫

笔记

酸铜、含浓硫酸的气瓶（去除有机硫化物）、1%高锰酸钾溶液（去除微生物），最后通过水去除可溶性杂质和二氧化硫。目前生产中常用的高纯氮（含99.99% N_2）可以不经处理使用。二氧化碳在水中溶解度及密度都大于氮气，故若药物与二氧化碳不发生作用则通入二氧化碳比通入氮气效果好，但注意二氧化碳会使药液的pH值下降。考虑到pH值对药物稳定性的影响，对酸敏感的药物不宜通二氧化碳。

④ 配液。将120mL注射用水煮沸，冷却至室温，通入二氧化碳气体（20～30min）使其饱和，以除去溶解在水中的氧气，备用。称取处方量乙二胺四乙酸二钠，加入处方量80%的注射用水中溶解，加维生素C溶解，分次缓慢地加入碳酸氢钠固体，不断搅拌至完全溶解，继续搅拌至无气泡产生后，加焦亚硫酸钠溶解，加碳酸氢钠调节药液pH值至5.8～6.2，最后加注射用水至全量。用G3垂熔玻璃漏斗预滤，再用0.45μm孔径的微孔滤膜精滤，滤液即可灌装。

（3）灌封

按现行《中国药典》规定，适当增加装量，以保证注射液使用时不少于标示装量。不同标示装量应增加的装量见表1-6。

表1-6 注射液的装量

标示装量/mL	增加装量/mL		标示装量/mL	增加装量/mL	
	易流动液	黏稠液		易流动液	黏稠液
0.5	0.1	0.12	10.0	0.50	0.70
1.0	0.1	0.15	20.0	0.60	0.90
2.0	0.15	0.25	50.0	1.00	1.50

① 熔封灯火焰调节。熔封时火焰细腻有力，燃烧完全。单焰灯温度在黄、蓝火焰交界处最高；双焰灯的两束火焰要有一定的角度，火焰交点处的温度最高。

② 灌装操作。将过滤合格的药液立即装入安瓿中，2.15mL/支，灌装液体时不能碰到颈壁，以免熔化密封时焦头。在安瓿上部空隙通入二氧化碳，然后密封。准确地进行灌装。此外一般的措施是使液瓶略低于灌注器的位置，灌注针先用硅油处理，快拉慢压可防止焦头。

③ 熔封。熔封分为顶封和拉封。由于顶封可能会松动，近年来使用较少。拉封时，颈部置于火焰最高温度处，待玻璃完全软化后，用镊子夹住安瓿瓶顶部，慢慢拉动，细的部分在火焰上烧一会，再扯掉，避免细丝的出现。熔封后的安瓿瓶顶部应光滑，无尖头或气泡现象。

④ 灭菌与检漏。灌封好的安瓿，应及时灭菌，小容量注射剂从配制到灭菌应在12h内完成，大容量注射剂应在4h内灭菌。5%维生素C注射液采用100℃流通蒸汽灭菌15min。灭菌完毕立即将安瓿放入1%亚甲蓝或曙红溶液中，

笔记

挑出药液被染色的安瓿。将合格安瓿外表面用水洗净，擦干，供质量检查用。

3.操作注意事项

① 配液时，加碳酸氢钠速度要慢，以防止产生大量气泡使溶液溢出，同时要不断搅拌，以防局部碱性过强，造成维生素C破坏。

② 维生素C容易氧化，致使含量下降，颜色变黄，金属离子可加速这一反应过程，同时pH值对其稳定性影响也较大。因此在溶剂中应先加入金属离子络合剂，再加维生素C，同时在处方中加入抗氧剂和碳酸氢钠，通入二氧化碳等。在制备过程中应避免与金属用具接触。

4.质量检查与评定

① 可见异物：采用伞棚式澄明度测定仪，日光灯，无色溶液注射剂采用照度为1000～2000Lx的装置，有色溶液注射剂采用照度为2000～3000Lx的装置，检品至人眼的距离为20～25cm。取检品数支，擦净安瓿外壁，集中置于伞棚边缘处，手持安瓿颈部使药液轻轻翻转，用目检视药液中有无肉眼可见的玻屑、白点、纤维等异物，并记录结果。

② pH值测定：pH应为5.0～7.0。

③ 颜色：取本品，加水稀释成每1mL中含维生素C 50mg的溶液，按照分光光度法在420nm波长处测定，吸光度不超过0.06。

四、实验结果和讨论

1.可见异物检查结果见表1-7。

表1-7 澄明度检查结果

检查总数/支	废品数/支						合格数/支	合格率/%
	玻屑	纤维	白点	焦头	其他	总数		

2.将质量检查各项结果进行分析讨论。

五、 思考题

1.制备易氧化药物的注射液应注意哪些问题？

2.制备注射剂的操作要点是什么？

实验四

片剂的制备及影响片剂质量因素的考察

一、 实验目的

1. 掌握湿法制粒压片的工艺过程。

2. 掌握单冲压片机的使用方法及片剂质量的检查方法。

3. 熟悉压片力及崩解剂等对片剂质量影响的考察方法。

二、 实验指导

片剂是临床应用极为广泛的药物剂型之一。片剂的制备方法有制粒压片（分为湿法制粒和干法制粒）、粉末直接压片和结晶直接压片。其中，湿法制粒压片最为常见，传统湿法制粒压片的生产工艺过程如下：

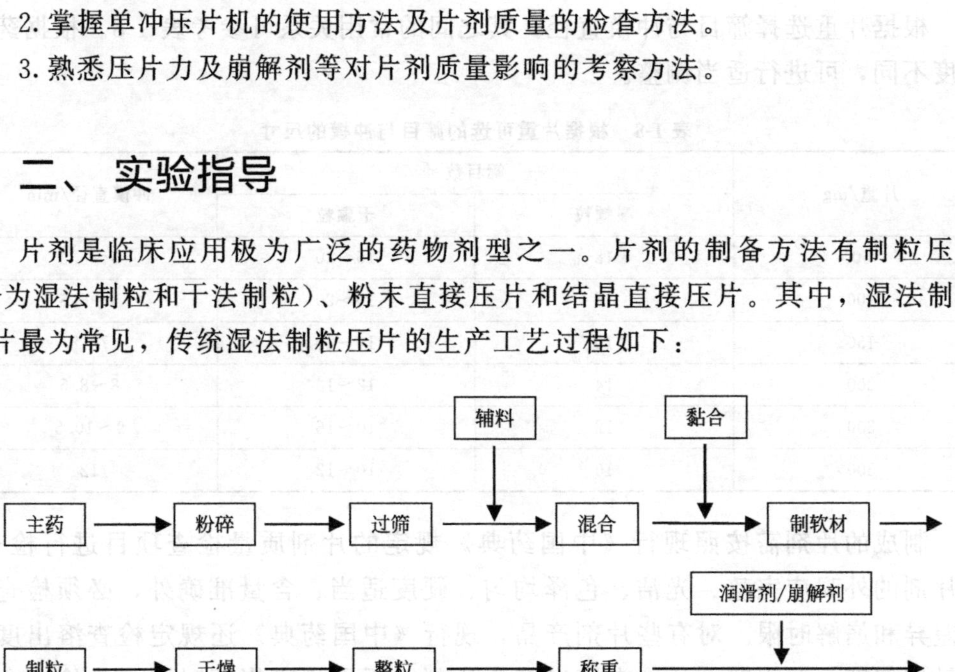

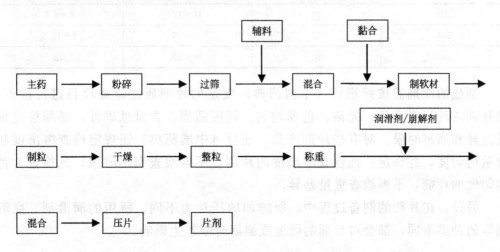

整个流程中各工序都直接影响片剂的质量。制备片剂的药物和辅料在使用前必须经过干燥、粉碎和过筛等处理，才可投料生产。为了保证药物和辅料混

笔记

合均匀以及制成的片剂具有适宜的溶出速率，药物的结晶须粉碎成细粉，一般要求粉末细度为80～100目。向已混匀的粉料中加入适量的黏合剂或润湿剂，用手工或混合机混合均匀制软材，软材的干湿程度应适宜，除用设备自动控制外，也可凭经验掌握，即以“握之成团，轻压即散”为度。软材可通过适宜的筛网制成均匀的颗粒。过筛制得的颗粒一般要求较完整，如果颗粒中含细粉过多，说明黏合剂用量过少；若呈线条状，则说明黏合剂用量过多。这两种情况制成的颗粒烘干后，往往出现太松或太硬的现象，都不符合压片对颗粒的要求。制好的湿颗粒应尽快干燥，干燥的温度由物料的性质而定，一般为50～60℃。对湿热稳定者，干燥温度可适当提高。湿颗粒干燥后，需过筛整粒以便将黏结成块的颗粒分散开，同时加入润滑剂和需外加法加入的崩解剂并与颗粒混匀。整粒用筛的孔径与制粒时所用筛孔相同或略小。压片前必须对干颗粒及粉末的混合物进行含量测定，然后根据颗粒所含主药的量计算片重。

$$\text{片重}=\frac{\text{每片应含主药量(标示量)}}{\text{干颗粒中主药百分含量测得值}} \tag{1-4}$$

根据片重选择筛目与冲模直径，其之间的常用关系可参考表1-8。根据药物密度不同，可进行适当调整。

表1-8 根据片重可选的筛目与冲模的尺寸

片重/mg	筛目数		冲模直径/mm
	湿颗粒	干颗粒	
50	18	16～20	5～5.5
100	16	14～20	6～6.5
150	16	14～20	7～8
200	14	12～16	8～8.5
300	12	10～16	9～10.5
500	10	10～12	12

制成的片剂需按照现行《中国药典》规定的片剂质量检查项目进行检查。除片剂的外观应完整、光洁、色泽均匀、硬度适当、含量准确外，必须检查重量差异和崩解时限。对有些片剂产品，现行《中国药典》还规定检查溶出度和含量均匀度，并规定：凡检查溶出度的片剂，不再检查崩解时限；凡检查含量均匀度的片剂，不再检查重量差异。

另外，在片剂的制备过程中，所施加的压片力不同，所用的润滑剂、崩解剂等的种类不同，都会对片剂的硬度或崩解时限产生影响。

笔记

三、实验内容与操作

(一) 乙酰水杨酸片剂的制备

1. 压片力对片剂硬度和崩解性能的影响

(1) 处方

乙酰水杨酸	120g
淀粉	12g
枸橼酸	适量
10%淀粉浆	适量
滑石粉	6g

(2) 操作

① 10%淀粉浆的制备：将 1.2g 枸橼酸溶于约 120mL 蒸馏水中，再加入淀粉约 12g 分散均匀，加热糊化，制成 10%淀粉浆。

② 制乙酰水杨酸干颗粒：取处方量乙酰水杨酸与淀粉混合均匀，加适量 10%淀粉浆制软材，过 16 目筛制粒，将湿颗粒于 40～60℃干燥，16 目筛整粒并与滑石粉混匀。

③ 在不同压力下压片：将上述乙酰水杨酸颗粒平均分成 6 份，取 1 份，分别在高、低两个不同压力下压片，测定各压力下片剂的硬度和崩解时限，记录结果。

(3) 操作注意事项

① 乙酰水杨酸在润湿状态下遇铁器易变为淡红色。因此，应尽量避免铁器，如过筛时宜用尼龙筛网，并迅速干燥。在干燥时温度不宜过高，以避免药物加速水解。

② 在实验室中配制淀粉浆，可用直火加热，也可以水浴加热。若用直火加热时，需不停地搅拌，防止焦化而使片面产生黑点。

③ 加淀粉浆的温度，以温浆为宜，温度太高不利于药物稳定，太低不易于分散均匀。

2. 崩解剂、表面活性剂对片剂崩解性能的影响

(1) 操作

① 聚山梨酯淀粉的制备：称取 0.5g 聚山梨酯-80，溶于 15mL 乙醇中，加 15g 淀粉，搅拌均匀，于 70℃干燥，过 100 目筛，备用。

② 加入不同的崩解剂或表面活性剂：取前述步骤中乙酰水杨酸干颗粒三份，第一份中加入 1.2g 干淀粉，第二份中加入 1.2g 羧甲基淀粉钠，第三份中加入 1.2g 聚山梨酯淀粉，分别混匀，三份颗粒在相同压力下压片，测定三种片剂的崩解时限。

笔记

(2) 操作注意事项

干淀粉应在105℃干燥约2h，使含水量在8%～10%之间。

3.疏水性润滑剂对片剂崩解的影响

取前述乙酰水杨酸干颗粒两份，其中一份中加入0.12g硬脂酸镁，另一份加入0.6g硬脂酸镁，混匀，在相同压力下压片，测定两种片剂的崩解时限。

(二) 复方甘草片的制备

1.处方

甘草浸膏（粉末）	12.5g
氯化铵	6g
糊精	适量
50%乙醇	适量
滑石粉	适量

2.操作

取甘草浸膏（粉末），加氯化铵及糊精适量，充分混合，加50%乙醇作润湿剂，迅速制成软材，立即用16目筛制粒，湿颗粒在70℃以下温度干燥，干粒通过18目筛整粒，加滑石粉作润滑剂混匀，压片，即得。

3.操作注意事项

① 甘草浸膏为块状浸膏剂，取用时先放在冰库中冷却，剥去包皮纸，打碎成小块（含水量约15%），如在冬季不必先行冷却。将小块置衬有牛皮纸的烘盘中，并在纸上撒布少量淀粉，以免粘连。然后在80℃左右干燥约24h，使含水量降至1%左右。取出松脆的甘草浸膏，经万能磨粉机粉碎，过60目筛，得甘草浸膏干粉，即可供配料用。操作应在低温车间或相对湿度70%以下进行。如所用甘草浸膏为软膏状制品（含甘草酸在20%以上），可先在水浴上加热熔化，加淀粉适量拌匀，使成50%甘草膏粉，再依上法制粒后压片。

② 本品中含有油质，压片时易产生裂片或松片等现象，故干颗粒中细粉不宜过多，以不超过30%为宜，干颗粒中所含水分以保持在5%为宜。油类成分加入后，应密闭放置3～4h，使油类渗入干颗粒中，以免压片时，药片表面产生油斑。

③ 本品用乙醇作润湿剂，在制软材或制粒操作时均需迅速，以免醇挥发后，使软材变硬或结块，影响制粒。湿颗粒亦应迅速干燥以免湿颗粒粘连或结块。

(三) 质量检查与评定

本实验检查硬度、脆碎度、崩解时限和重量差异。

1.硬度检查法

采用破碎强度法，用片剂硬度计进行测定。方法如下：将药片径向固定在

笔记

两竖杆之间，其中的活动柱杆借助弹簧沿垂直方向对片剂径向加压，当片剂破碎时，活动柱杆的弹簧停止加压，仪器刻度盘所指示的压力即为片剂的硬度。测定 3～6 片，取平均值，记录结果。

2. 脆碎度检查法

取药片，按《中国药典》（2020 年版）四部通则 0923 片剂脆碎度检查法，置片剂于脆碎度检查仪的脆碎度检查槽内检查，记录检查结果。

检查方法及规定如下：片重为 0.65g 或以下者取若干片，使其总重量约为 6.5g；片重大于 0.65g 者取 10 片。用吹风机吹去片剂脱落的粉末，精密称重，置于圆筒中，转动 100 次。取出，同法除去粉末，精密称重，减失重量不得过 1%，且不得检出断裂、龟裂及粉碎的药片。

3. 崩解时限检查法

应用智能崩解实验仪进行测定。方法如下：取药片 6 片，分别置于吊篮的玻璃管中，每管各加 1 片，开动仪器使吊篮浸入 37℃±1.0℃的水中，按一定的频率（30～32 次/min）和幅度（55mm±2mm）往复运动。从片剂置于玻璃管开始计时起，至片剂破碎且全部固体粒子都通过玻璃管底部的筛网（ϕ2mm）为止，该时间即为该片剂的崩解时限，应符合规定（一般压制片的崩解时限为 15min）。如有 1 片不符合要求，应另取 6 片复试，结果均应符合规定。结果列于表 1-10、表 1-11。

4. 重量差异检查法

取药片 20 片，精密称定总重量，求得平均片重后，再分别精密称定各片的重量。每片重量与平均片重相比较（凡无含量测定的片剂，每片重量应与标示片重比较）超出重量差异限度（见表 1-9）的药片不得多于 2 片，并不得有 1 片超出限度 1 倍。

表 1-9　重量差异限度

平均片重	重量差异限度
0.30g 以下	±7.5%
0.30g 或 0.30g 以上	±5%

四、实验结果和讨论

1. 将上述实验结果列于表 1-10～表 1-13。

表 1-10　压片力对片剂硬度和崩解性能的影响

项目	硬度/kg				崩解时限/min			
	1	2	3	平均	1	2	3	平均
高压片力								

续表

项目	硬度/kg				崩解时限/min			
	1	2	3	平均	1	2	3	平均
低压片力								
结论								

表 1-11　崩解剂及表面活性剂对片剂崩解性能的影响

项目	硬度/kg				崩解时限/min			
	1	2	3	平均	1	2	3	平均
干淀粉								
羧甲基淀粉钠								
聚山梨酯淀粉								
硬脂酸镁(0.12g)								
硬脂酸镁(0.60g)								
复方甘草片								
结论								

表 1-12　片重差异的测定结果

编号	片重/mg	编号	片重/mg
1		11	
2		12	
3		13	
4		14	
5		15	
6		16	
7		17	
8		18	
9		19	
10		20	

计算平均片重及 RSD 值。

表 1-13　片剂脆碎度的测定结果

片数	实验前重量/g	实验后重量/g	脆碎度/%

2. 分析并讨论实验结果，总结影响片剂崩解的因素及原理。
3. 根据实验结果，总结主药性质与辅料选择的关系。

笔记

五、思考题

1.制备乙酰水杨酸片时，如何避免乙酰水杨酸分解？应选择何种润滑剂？

2.片剂的崩解时限合格，是否还需要测定其溶出度？

3.制备中药浸膏片与制备化学药片有什么不同？

实验五

不同基质软膏剂的制备

一、实验目的

1. 掌握不同类型软膏基质的制备方法。
2. 了解不同类型基质对药物释放的影响。

二、实验原理

软膏剂（ointment）系指药物与油脂性或水溶性基质均匀混合制成的具有适当稠度的半固体外用制剂。它可长时间黏附或铺展于用药部位，主要使药物在局部发挥疗效或起保护和润滑皮肤的作用，也可吸收后发挥全身治疗作用。

软膏剂主要由药物和基质组成，此外还常添加抗氧剂、防腐剂、保湿剂、吸收促进剂等附加剂。基质是软膏剂的重要组成部分，既是药物载体，又是软膏的赋形剂，对软膏剂的质量、药物的释放以及药物的吸收都有重要影响，常用的软膏基质根据其组成可分为以下三类。

① 油脂性基质：此类基质包括油脂类、烃类、类脂类及合成油脂类等。此类基质中除植物油和蜂蜡加热熔合制成的单软膏和凡士林可单独用作软膏基质外，其他油脂性成分如液体石蜡、羊毛脂等多用于调节软膏稠度，以得到适宜的软膏基质。

② 乳剂型基质：由半固体或固体油溶性成分、水溶性成分和乳化剂三种成分组成。常用的乳化剂有肥皂类、脂肪醇硫酸酯类与高级脂肪醇、多元醇酯类等，如月桂醇硫酸钠、聚山梨酯-80、三乙醇胺皂等。根据使用不同的乳化剂，可制得 W/O 型和 O/W 型软膏。用乳剂型基质制备的软膏剂也称乳膏剂。

③ 水溶性基质：由天然或合成的水溶性高分子物质所组成。常用的有聚乙

笔记

二醇、甘油明胶、纤维素衍生物等。

软膏剂可根据药物与基质的性质不同采用研磨法、熔融法和乳化法制备。由半固体和液体成分制成的软膏基质常用研磨法制备，即先将药物与部分基质或适宜液体研磨成糊状，再按等量递加法与其他基质研匀。大量生产时常用三滚筒研磨机。若软膏基质由熔点不同的成分组成，在常温下不能均匀混合时，采用熔融法制备，即先将熔点高的基质加热熔化，然后将其余基质依熔点高低逐一加入，最后加入液体成分，熔合成均匀基质，再加入药物，搅匀至冷凝即得。乳剂型软膏剂采用乳化法制备，即将油溶性物质加热至70～80℃使之熔化得油相，另将水溶性成分溶于水后加热至80℃左右（略高于油相温度，以防止两相混合时油相中组分过早析出或凝结）制得水相，将水相慢慢加入油相中，边加边搅至冷凝即得。

对于软膏基质的质量评价，应检查其外观性状、主药含量、物理性质、刺激性、装量、粒度、微生物限度、稳定性以及软膏中药物的释放及透皮吸收等，用于烧伤或严重创伤的还应进行无菌检查。软膏剂中药物的释放和透皮吸收主要依赖于药物本身的性质，但基质在一定程度上能够影响药物的这些特性。根据制备工艺的不同，各种基质对药物的释放所产生的影响也不同，但在多数情况下，水溶性基质和乳剂型基质中药物释放较快，烃类基质中药物释放较慢。

三、实验内容与操作

（一）单软膏的制备

1. 处方

蜂蜡	6.6g
植物油	6.6g
	共制成13.2g

2. 操作

称取处方量蜂蜡置于蒸发皿中，水浴加热熔化，之后向其中缓缓加入处方量的植物油，同时搅拌使其混合均匀，然后从水浴上取下，不断搅拌至冷凝，即得。

3. 操作注意事项

为了防止分层以及混合不均匀，在加入植物油之后应不断搅拌混匀，再从水浴取下搅拌至冷凝。

(二) O/W乳剂型软膏基质

1. 处方

单硬脂酸甘油酯	5.5g
硬脂酸	12.5g
白凡士林	10.5g
甘油	10.5g
三乙醇胺	0.55g
尼泊金乙酯	0.1g
去离子水	适量
	共制成125g

2. 操作

① 称取单硬脂酸甘油酯、硬脂酸、白凡士林于70～80℃水浴加热。

② 称取甘油、三乙醇胺、尼泊金乙酯，加入17mL去离子水，80℃水浴加热。

③ 将水相加入油相中搅拌，于80℃保温15min。

④ 加入已预热的组织捣碎机中中档搅匀，冷却即得。

(三) 凝胶型软膏基质

1. 处方

0.5%卡波姆溶液	45g
甘油	5g
1%苯甲酸钠水浴液	0.5g
	共制成50.5g

2. 操作

① 0.5%卡波姆溶液的制备：称取2.5g卡波姆，加入500mL去离子水，浸泡，搅拌。加 $NaHCO_3$ 调pH 6.8～7.0，至粉块完全溶胀，得0.5%卡波姆溶液。

② 取0.5%卡波姆溶液45g，加入甘油5g，1%苯甲酸钠水溶液0.5g，搅匀即得。

(四) 5%双氯芬酸钾软膏剂的制备

1. 处方

双氯芬酸钾粉末	0.5g
不同类型基质	9.5g
	共制成10g

笔记

2. 操作

称取双氯芬酸钾粉末 0.5g 置于研钵中，然后分次加入单软膏基质，或 O/W 型乳剂基质，或水溶性基质 9.5g，研匀，即得。

3. 操作注意事项

在使用双氯芬酸钾时必须先粉碎成粉末（应过 100 目筛）。

四、实验结果和讨论

1. 将制得的三种软膏基质涂布在皮肤上，评价其是否细腻，比较三种软膏的黏稠性与涂布性。

2. 讨论三种软膏中各组分的作用。

3. 软膏基质适当稀释后，用显微镜观察（单软膏除外），记录观察到的情况。

五、思考题

1. 软膏剂制备过程中药物加入的方法有几种？

2. 影响药物从软膏基质中释放的因素有哪些？

3. 设计 W/O 型硫酸新霉素乳膏剂的处方及制备方法。

实验六

栓剂的置换价测定及其制备

一、实验目的

1. 掌握热熔法制备栓剂的工艺过程与操作要点。
2. 掌握置换价测定方法及应用。
3. 熟悉栓剂基质的分类与应用。
4. 了解栓剂的质量评价。

二、实验原理

栓剂（suppository）系指药物与适宜基质均匀混合后制成的具有一定形状和重量的供腔道给药的固体制剂，它在常温下应为固体，遇体温时应能融化软化或溶化。栓剂可用于局部起作用，也能够发挥全身治疗作用。目前常用的栓剂有肛门栓（直肠栓）和阴道栓。肛门栓一般做成圆锥形或鱼雷形，阴道栓有球形、鸭舌形、卵形等。

栓剂的基本组成是药物和基质。常用基质可分为油脂性基质与水溶性基质两大类。油脂性基质，如可可脂、半合成脂肪酸酯等。水溶性基质，如甘油明胶、聚乙二醇和聚氧乙烯单硬脂酸酯（S-40）等。某些基质中还可加入表面活性剂使药物易于释放和被机体吸收。栓剂的制备方法有搓捏法、冷压法和热熔法三种。油脂性基质栓剂的制备可采用三种方法中的任何一种，而水溶性基质的栓剂多采用热熔法制备。其中，热熔法制备栓剂的工艺流程如下：

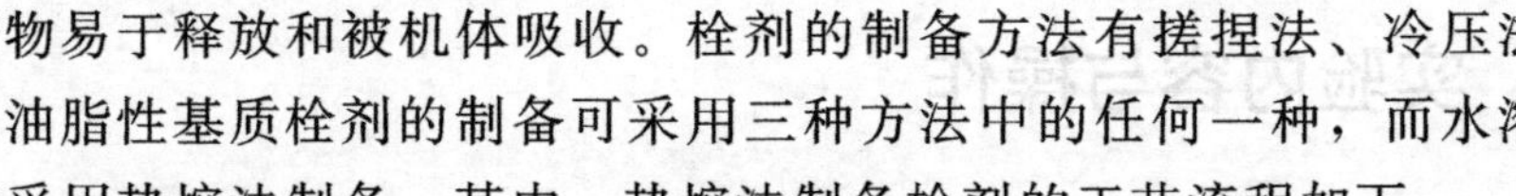

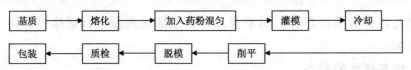

制备栓剂用的固体药物，除另有规定外，应为小于100目的粉末，为了使

笔记

栓剂冷却后易从模型中推出，灌模前模型应涂润滑剂。水溶性基质涂油溶性润滑剂，如液状石蜡；油脂性基质涂水溶性润滑剂，如软皂乙醇液（由软皂、甘油各一份及90%乙醇五份混合而成）。

不同的栓剂处方用同一模型制得的体积是相同的，但其重量则随基质与药物密度的不同而有差别。为了正确确定基质用量以保证剂量准确，常需测定药物的置换价。置换价（f）定义为主药的重量与同体积基质重量的比值，即为药物密度与基质密度的比值。所以，对于药物与基质的密度相差较大及主药含量较高的栓剂，测定其置换价尤其具有实际意义。当药物与基质的密度已知时，可用式(1-5)计算。

$$f=\frac{\text{药物密度}}{\text{基质密度}} \tag{1-5}$$

当基质和药物的密度不知时，可用式(1-6)计算。

$$f=\frac{W}{G-(M-W)} \tag{1-6}$$

式中，W为每枚栓剂中主药的重量；G为每枚纯基质栓剂的重量；M为每枚含药栓剂的重量。

根据求得的置换价，依式(1-7)计算出每枚栓剂中应加的基质质量（E）为

$$E=G-W/f \tag{1-7}$$

需要注意的是，同一种药物针对不同的基质有不同的置换价，所以，谈及药物的置换价时应指明基质类别。

栓剂的一般质量要求为：栓剂中的药物与基质应混合均匀，外形完整光滑；常温下应为固体，但塞入腔道遇体温时应能融化、软化或溶化，并与分泌液混合，逐渐释放出药物，发挥局部或全身作用；应无刺激性；有适宜的硬度，以便于使用、包装、贮藏。

栓剂的质量评定内容，现行《中国药典》规定必须检查其重量差异、融变时限、外观、硬度。另外，还有一些其他检查指标，如均匀度、粒度、软化点、体外释放实验、生物利用度、微生物限度等。缓释栓剂应进行释放度检查，不用再进行融变时限检查。

三、实验内容与操作

（一）置换价的测定

以阿司匹林为模型药物，用半合成脂肪酸酯为基质进行置换价测定。

1. 操作

（1）纯基质栓的制备

称取半合成脂肪酸酯15g置于蒸发皿中，于水浴上加热（60～70℃）待2/3

基质熔化时停止加热，搅拌使全熔，待基质呈黏稠状态时，灌入已涂有润滑剂的栓剂模型内，冷却凝固后削去模口上溢出部分，脱模，得到完整的纯基质栓数枚，称重，每枚纯基质的平均重量为 G(g)。

(2) 含药栓的制备

称取半合成脂肪酸酯 9g 置于蒸发皿中，于水浴上加热，待 2/3 基质熔化时停止加热，搅拌使全熔；称取阿司匹林粉末（过 100 目筛）4.5g，分次加入熔化的基质中，不断搅拌使药物均匀分散，待此混合物呈黏稠状态时，灌入已涂有润滑剂的模型内，冷却凝固后削去模口上溢出部分，脱模，得到完整的含药栓数枚，称重，每枚含药栓的平均重量为 M(g)，其含药量为

$$W=MX \tag{1-8}$$

式中，X 为含药百分数。

(3) 置换价的计算

将上述得到的 G、M、W 代入式 (1-6)，可求得阿司匹林的半合成脂肪酸酯的置换价。

2. 操作注意事项

① 半合成脂肪酸酯为油脂性基质，随着温度变化，其体积增大，灌模时应注意混合物的温度，温度太高，冷却后栓剂易发生中空和顶端凹陷。另外，若药物混杂在基质中，灌模温度太高则药物易于沉降，影响含量均匀度。故最好在混合物黏稠度较大时灌模，灌至模口稍有溢出为度，且要一次完成。灌好的模型应置适宜的温度下冷却一定时间，冷却不足或冷却时间短，常发生粘模；相反，冷却温度过低或时间过长，则又可产生栓剂破碎。

② 为了保证所测得置换价的准确性，制备纯基质栓和含药栓时应采用同一模具。

3. 根据置换价计算下面处方所需基质的用量

阿司匹林	3.0g
半合成脂肪酸酯	适量
共制成圆锥形肛门栓	5 枚

(二) 醋酸氯己定栓剂的制备

1. 处方

醋酸氯己定（过 100 目筛）	0.75g
聚山梨酯-80	1.0g
冰片醑	2.5mL
甘油	32.0g
明胶	9.0g

笔记

蒸馏水　　　　　　　　　　加至 50.0mL

共制成鸭舌形阴道栓　　　　10 枚

2.操作

(1) 冰片酊的配制

称取冰片 0.5g，用 95%乙醇稀释至 25mL 即得。

(2) 甘油明胶溶液的制备

称取处方量的明胶，置于称重的蒸发器中（连同使用的玻璃棒一起称重），加入相当明胶量约 1.5 倍的蒸馏水浸泡，使明胶溶胀变软，倒掉多余的水，水浴加热，使之充分熔融制得明胶溶液。再加入处方量甘油（称重），轻搅使之混匀，继续加热搅拌，使水分蒸发至处方量为止（称重净重约为 46.25g）。

(3) 栓剂的制备

将醋酸氯己定、聚山梨酯-80、冰片酊混合均匀，在搅拌下将其加入上述的甘油明胶溶液中，搅匀，趁热灌入已涂有润滑剂的栓模中，冷却，削去模口溢出部分，脱模，得醋酸氯己定栓数枚。

3.操作注意事项

① 明胶应先加入适量蒸馏水充分溶胀后再加热溶解，否则，无限溶胀时间延长，且含有一些未溶解的明胶小块或硬粒。

② 在整个操作过程中，应不断轻轻搅拌，切勿剧烈搅拌，以免胶液中产生气泡，从而使栓剂中含有气泡，影响产品质量。

③ 需控制甘油明胶基质中水分含量，必须蒸发至处方量，水量过多栓剂太软；相反水量过少，栓剂太硬。

4.质量检查与评定

外观与色泽：质量好的栓剂外观光滑、无气泡、淡黄色、透明、弹性好。

四、实验结果和讨论

1.记录阿司匹林对半合成脂肪酸酯的置换价。讨论在什么情况下制备栓剂时需测定药物对基质的置换价。

2.栓剂的各项质量检查结果记录于表 1-14。

表 1-14　两种栓剂质量检查结果

名称	外观色泽	重量/g
阿司匹林栓剂		
醋酸氯己定栓剂		

笔记

五、思考题

1. 热熔法制备阿司匹林栓剂应注意什么问题？
2. 什么情况下需计算置换价？
3. 醋酸氯己定栓剂为何选用甘油明胶基质？制备过程应注意什么？
4. 为什么栓剂要测定融变时限？

实验七

颗粒剂和胶囊剂的制备

一、实验目的

1. 掌握固体药物粉碎、过筛及混合的操作方法。

2. 掌握颗粒剂的制备方法。

3. 掌握硬胶囊剂的手工填充方法。

二、实验原理

1. 颗粒剂

颗粒剂系指药物或药材提取物与适宜的辅料或药材细粉制成的干燥颗粒状制剂。

制备工艺：原辅料的处理→制颗粒→干燥→整粒→质量检查→包装。

(1) 原辅料的处理

根据药材的有效成分不同，可采用不同的溶剂和方法进行提取，一般多用煎煮法提取有效成分。用等量乙醇精制时放置的时间、回收乙醇后放置的时间，可根据实验安排情况适当延长，以沉淀完全、上清液易于分离为宜。有些原料药及辅料需进行粉碎、过筛、混合处理。

(2) 制颗粒

本实验采用湿法制粒。控制清膏的相对密度时，由于生产量较小，不方便用比重计测量，可用桑皮纸上测水印的方法适当掌握，以不出现或仅有少量水印为度；加辅料的量一般不超过清膏量的 5 倍，以“手握之成团，触之即散”为度即可；如果软材不易分散，可用乙醇调整干湿度，以降低黏性，使其易于过筛，并使得颗粒易于干燥。

(3) 干燥与整粒：

湿颗粒立即在 60～80℃常压干燥。整粒后将芳香挥发性物质、对湿热不稳

笔记

定的药物添加到干颗粒中。

(4) 质量检查

除另有规定外，颗粒剂应进行粒度、水分、干燥失重、溶化性以及装量差异等检查项目。

(5) 包装

颗粒剂易吸潮变质，为保证颗粒剂质量，应选择适宜的包装材料进行包装。

2. 胶囊剂

胶囊剂系指药物（与适宜辅料）充填于空心硬胶囊或密封于软质囊材中制成的固体制剂，可分为硬胶囊、软胶囊（胶丸）、缓释胶囊、控释胶囊和肠溶胶囊，主要供口服用。

硬胶囊剂的制备工艺有如下几步：

(1) 空胶囊的制备

空胶囊由囊体和囊帽组成。基本制备流程如下：溶胶→蘸胶（制坯）→干燥→拔壳→切割→整理。

(2) 内容物的制备

若纯药物粉碎至适宜粒度即能满足硬胶囊剂的填充要求，可直接填充。多数药物由于流动性差等方面的原因，均需要加一定的稀释剂、润滑剂等辅料才能满足填充或临床用药的要求。

根据药品的规格选择不同容积的空胶囊。通常先测定待填充内容物的堆密度，然后根据剂量计算该物料容积，以确定应选胶囊的规格。

(3) 填充与套合胶囊帽

将药物填充于囊体后，即可套合胶囊帽。

(4) 质量检查

胶囊剂的质量检查包括外观、水分、装量差异、崩解时限、溶出度与释放度等项目。

三、实验内容与操作

(一) 颗粒剂的制备

1. 感冒清热颗粒剂的制备

(1) 处方

大青叶	200g
板蓝根	200g
连翘	100g
拳参	100g

(2) 制备

以上四味，加纯化水煎煮 2 次，每次 1.5h，合并煎液，滤过，滤液浓缩至相对密度约为 1.08（90～95℃），待冷却至室温，加等量的乙醇使其沉淀，静置；取上清液浓缩至相对密度为 1.20（60～65℃），加等量的水，搅拌，静置 8h，取上清液浓缩成相对密度为 1.38～1.40（60～65℃）的清膏。取清膏 200g、蔗糖粉 600g、糊精 250g 及乙醇适量，制成颗粒，干燥，即得。

(3) 规格

每袋装 18g（相当于生药量 2.2g）。

(4) 质量检查

对感冒清热颗粒剂进行外观、粒度、溶化性等检查。

2. 布洛芬泡腾颗粒剂的制备

(1) 处方

布洛芬	60g
交联羧甲基纤维素钠	3g
聚维酮	1g
糖精钠	2.5g
微晶纤维素	15g
蔗糖细粉	350g
苹果酸	165g
碳酸氢钠	50g
无水碳酸钠	15g
橘型香料	14g
十二烷基硫酸钠	0.3g

(2) 制备

将布洛芬、微晶纤维素、交联羧甲基纤维素钠、苹果酸和蔗糖细粉过 16 目筛后，置于混合器内与糖精钠混合。混合物用聚维酮异丙醇液制粒，干燥，过 30 目筛整粒后与剩余处方成分混匀。混合前，碳酸氢钠过 30 目筛，无水碳酸钠、十二烷基硫酸钠和橘型香料过 60 目筛。制成的混合物装于不透水的袋中，每袋含布洛芬 600mg。

(3) 质量检查

对布洛芬泡腾颗粒剂进行外观、粒度、溶化性等检查。

(二) 胶囊剂的制备

选适宜的药粉及硬胶囊练习填充（每组 20 粒）。

1. 空胶囊的规格与选择

空胶囊有八种规格，其编号、重量和容积见表 1-15。由于药物填充多用容

笔记

积控制，而各种药物的密度、晶型、细度以及剂量不同，所占的体积也不同，故必须选用适宜大小的空胶囊。一般凭经验或试装来决定。

表 1-15 空胶囊的编号、重量和容积

编号	000	00	0	1	2	3	4	5
重量/mg	162	142	92	73	53.3	50	40	23.3
容积/mL	1.37	0.95	0.68	0.50	0.37	0.30	0.21	0.13

2. 手工填充药物

先将固体药物的粉末置于纸或玻璃板上，厚度约为下节胶囊高度的 1/4～1/3，然后手持下节胶囊，口向下插入粉末，使粉末嵌入胶囊内，如此压装数次至胶囊被填满，使其达到规定重量，将上节胶囊套上。在填装过程中所施压力应均匀，并应随时称重，使每一胶囊装量准确。

四、实验结果和讨论

将上述实验结果列于表 1-16：

表 1-16 颗粒剂的质量检查结果

种类	外观	粒度	溶化性
感冒清热颗粒剂			
布洛芬泡腾颗粒剂			

五、思考题

1. 制备颗粒剂的要点是什么？
2. 胶囊剂的种类及特点有哪些？

实验八

滴丸剂的制备

一、实验目的

1. 掌握溶剂-熔融法和熔融法制备滴丸剂的方法。
2. 熟悉滴丸剂质量评价的内容。
3. 了解影响滴丸质量的主要因素。

二、实验原理

滴丸剂是指固体或液体药物与适宜的基质加热熔融后溶解、乳化或混悬于基质中，再滴入至不相混溶、互不作用的冷凝液中，由于表面张力的作用使液滴收缩冷却成小丸状的制剂，主要供口服使用。滴丸剂可增加药物的溶解度和溶出速率，提高药物的生物利用度；也可使液态药物固体化，便于应用，同时具有缓释作用等。

制备滴丸剂最常用的基质有水溶性基质和非水溶性基质。水溶性基质包括甘油明胶、聚乙二醇（PEG）类等，其中 PEG 6000 或 PEG 4000 因熔点较低（50～63℃）、毒性较小、可显著提高药物溶出速率、易溶于水及多种有机溶剂等优势最常应用。非水溶性基质包括硬脂酸、氢化植物油、单硬脂酸甘油酯等，通过加入非水溶性基质，药物可达到缓慢释放的效果。此外，还可将水溶性基质与非水溶性基质合用，从而调节药物的释放速率。

滴丸剂的制备主要采用滴制法，滴制法又可分为溶剂-熔融法和熔融法。在制备滴丸时，可添加适量抗氧剂或络合剂等辅料从而提高药物稳定性。本实验中，实验（一）采用溶剂-熔融法，以水溶性基质 PEG 6000 作为基质，将难溶性药物吲哚美辛制备成滴丸，从而提高吲哚美辛的溶解度并降低其副作用；实验（二）采用熔融法，以水溶性基质 PEG 6000 作为基质，制备水飞蓟素滴丸，

笔记

从而提高水飞蓟素的溶出速率及生物利用度。

滴丸剂的质量评价应进行外观、重量差异、装量差异、溶散时限、微生物限度等检查项。

三、实验内容与操作

（一）溶剂-熔融法制备吲哚美辛滴丸

1.处方

吲哚美辛	0.5g
PEG 6000	4.5g
制成滴丸	

2.操作

（1）吲哚美辛及 PEG 6000 熔融液的制备

在处方量的吲哚美辛中加适量的无水乙醇，微热溶解，加处方量 PEG 6000（60℃水浴），搅拌混合至乙醇挥尽，60℃水浴静置 30～50min，除尽气泡，备用。

（2）吲哚美辛滴丸的制备

吲哚美辛及 PEG 6000 熔融液除尽气泡后转入贮液筒中，在保温 70～80℃的条件下，逐滴滴入冷凝液中，等待冷凝完全后倾除冷凝液，将制备的滴丸沥尽并用滤纸擦去残留的冷凝液，自然干燥或放置在硅胶干燥器中，干燥 24h 后收集称重，计算收率。

（3）滴丸中吲哚美辛的含量测定

精密称取适量所制备滴丸（含吲哚美辛约 4mg）于 25mL 的量瓶中，加入少量的无水乙醇使其溶解，再用 pH 6.8 磷酸盐缓冲液稀释至刻度。用 pH 6.8 磷酸盐缓冲液作为空白进行校正，于 320nm 波长处测定其吸光度（A）。根据标准曲线回归方程计算滴丸中吲哚美辛的含量。

3.操作注意事项

吲哚美辛及 PEG 6000 熔融液内的气泡和乙醇必须全部除尽，才能使制备的滴丸外形光滑，呈高度分散状态。同时应注意控制冷凝液的温度、高度以及滴口与冷凝液之间的距离。

（二）熔融法制备水飞蓟素滴丸

1.处方

水飞蓟素	0.5g
PEG 6000	2.0g
制成滴丸	

笔记

2. 操作

① 取处方量PEG 6000置于蒸发皿中，水浴加热至熔融，加入水飞蓟素，搅拌均匀至熔化。

② 将上述熔融液转移至贮液筒中，保温80℃，控制滴速及适宜滴距，滴入液状石蜡中。冷凝完全后，倾除冷凝液，将制备的滴丸沥尽并使用滤纸擦去残留的冷凝液，置于硅胶干燥器中，干燥后称重。

3. 操作注意事项

水飞蓟素与PEG 6000混匀前应在研钵中研细。

四、实验结果和讨论

1. 记录吲哚美辛滴丸的外形、重量差异、药物含量和溶解时限，讨论影响滴丸质量的因素。

2. 记录水飞蓟素滴丸的外形和重量差异。

五、思考题

1. 滴丸剂在应用上有何特点？

2. 制备滴丸剂过程中的关键是什么？

3. 影响滴丸成型、形状和重量的主要因素都有哪些？在实际操作中应如何控制？

实验九

片剂薄膜包衣及质量评价

一、实验目的

1. 掌握用糖衣锅包薄膜衣的方法。
2. 熟悉薄膜衣片的质量评价内容。
3. 了解包衣材料的配制方法。

二、实验原理

为了掩盖药物的不良味道、防潮、遮光、提高药物稳定性、定位释放、控制药物释放速率、避免药物在胃中被破坏和改善片剂外观等，可在片剂表面包上适宜材料的衣层，即制成包衣片。用于包衣的片剂称为素片。素片应有足够的硬度，且具有良好的崩解性能，以免在包衣时因摩擦而使素片松裂或粉尘过多，影响包衣片的光洁，或因包衣造成片剂崩解迟缓。包衣片分糖衣片和薄膜衣片。糖衣片近年来在新产品中应用得越来越少，已有的糖衣片也在逐渐转制为薄膜衣片。薄膜衣片又分为普通薄膜衣片、肠溶薄膜衣片及胃肠不溶薄膜衣片等。近年来薄膜包衣技术已在生产中广泛应用。薄膜衣包衣材料分为水溶性包衣材料和醇溶性包衣材料，主要成分有成膜材料、增塑剂、增溶剂、致孔剂等。

包薄膜衣的特点有：包衣材料用料少，片增重小，易操作，自动化程度高，可控性强，生产周期短。但其具有易燃易爆，污染环境等缺点。近年来开发的水分散体包衣材料具有较好的应用前景。

包衣的方法有滚转包衣法、流化床包衣法及压制包衣法等。薄膜包衣常用的方法有滚转包衣法、高效包衣机法，本实验采用的糖衣锅法属滚转包衣法。

用糖衣锅包薄膜衣，需在锅内设置几块挡板，以提高素片的流动状态，使素片更好地形成散落状态。用糖衣锅包薄膜衣的大致工艺过程如下：①锅内增

笔记

加 3～5 块挡板；②素片温度控制在 40～60℃；③锅转动后将膜衣液喷入片床内，直至达到要求厚度即可出锅干燥。

影响包衣的主要因素有：热风交换率，雾化压力，喷枪距片床的距离及喷液速度等。

包薄膜衣应注意几个重要环节：①热风交换率要好；②喷液输出量要调节好；③喷枪的雾化效果要好；④素片翻滚速度可调。

上述因素都会因设备不同而需要改变，或因热风交换、雾化压力、输液速度等变化而变化。但总的原则是：雾化液滴对素片的附着力要大于素片与锅壁、素片与素片之间的附着力，才能在素片的表面形成完整的膜衣层。

糖衣片的片芯应检查重量差异并符合规定，包糖衣后不再检查重量差异。薄膜衣片应在包薄膜衣后检查重量差异并符合规定。其余同片剂检查项。

三、实验内容与操作

1. 水分散体包衣实验

（1）欧巴代Ⅱ包衣液配制

于烧杯中加水 137g，搅拌，使形成旋涡，避免卷入过多空气；缓慢均匀地加入欧巴代Ⅱ粉末 30g（加在旋涡中），加完后低速搅拌 45min，即得。

（2）包衣操作

取素片约 300g 置于糖衣锅内，锅内置 4 块挡板，打开电磁炉同时吹热风使素片温度达 40～50℃，调节气压，使喷枪喷出雾状液体，即可开启糖衣锅（30～50r/min）喷入包衣液，直至片面色泽均匀一致、增重达到要求，停喷包衣液，视片面粘连程度决定是否继续转动糖衣锅，取出片剂，60℃干燥。

2. 肠溶衣包衣实验

（1）肠溶衣包衣液处方

丙烯酸树脂Ⅲ	25g
95％乙醇	350g
邻苯二甲酸二甲酯	10g
蓖麻油	7.5g
吐温-80	3.5g

（2）制法

将丙烯酸树脂Ⅲ、95％乙醇、邻苯二甲酸二甲酯三者混合，密闭 24h，全溶后加入蓖麻油、吐温-80，搅匀，即得。

（3）包衣操作

同“水分散体包衣实验”中包衣操作，注意在喷乙醇溶液前关闭电磁炉。

3. 操作注意事项

① 要求素片较硬、耐磨，包衣前筛去细粉，使片面光洁。

② 包衣操作时，喷速与吹风速度的选择原则是：使片面略带润湿，又要防止片面粘连。温度不宜过高或过低。温度过高则干燥太快，成膜不均匀；温度太低则干燥太慢，造成粘连。

4. 质量检查与评定

① 外观检查：主要检查片剂的外形是否圆整、表面是否有缺陷（碎片粘连和剥落、起皱和橘皮膜、起泡和桥接、色斑和起霜等）、表面粗糙程度和光洁度，并与素片外观进行比较。

② 确定包衣片的重量和硬度等，并与素片进行比较。

③ 比较素片与包衣片的崩解时限。

四、实验结果和讨论

1. 将片剂外观检查结果列于表 1-17～表 1-19。

表 1-17　包衣片与素片的外观检查表

样品	外观
素片	
包衣片	

2. 包衣片与素片的重量和硬度比较。

表 1-18　包衣片与素片的重量和硬度比较表

样品	硬度/kg				重量/mg			
	1	2	3	平均	1	2	3	平均
素片								
包衣片								

3. 包衣片与素片的崩解时限比较。

表 1-19　包衣片与素片的崩解时限比较表

样品	酸液崩解时间/min				碱液崩解时间/min			
	1	2	3	平均	1	2	3	平均
素片					—	—	—	—
包衣片					—	—	—	—

五、思考题

1. 薄膜包衣材料应具备哪些条件？在包衣过程中哪些因素对包衣质量影响较大？如何控制和调整？

2. 什么情况下需要包衣？

第二章

新剂型及新技术实验

实验十

茶碱缓释制剂的制备及释放度测定

一、实验目的

1. 通过制备茶碱缓释制剂，熟悉缓释制剂的基本原理与设计方法。

2. 掌握缓释制剂释放度的测定方法及要求。

二、实验指导

缓释制剂系指延长药物在体内的吸收而达到延长药物作用时间为目的的制剂。缓释制剂的种类很多，按给药途径有口服、肌注、透皮及腔道等制剂。其中口服缓释制剂研究最多。口服缓释制剂又根据释药过程符合一级动力学（或Higuchi 方程）和零级动力学方程分为缓释制剂和控释制剂。缓控释制剂有多种模式，如膜控释型、溶蚀性骨架型、水凝胶骨架型、胃内漂浮滞留型、缓释微丸、渗透泵型等。缓控释制剂可改善药物的有效性和安全性，减少普通剂型给药后血药浓度的峰谷比，从而具有降低药物毒副作用的发生率和强度、减少给药频率等优点。

茶碱在临床上主要用于平喘，因其治疗窗窄（10～20ng/mL），制成缓释制剂可以减少血药浓度的波动，避免毒性作用，并减少服药次数。本实验制备一种茶碱水凝胶骨架片，通过延缓药物的溶解和扩散达到缓释的目的。

缓释制剂的释放度测定：所用仪器和方法同一般制剂的溶出度测定。普通制剂的溶出度测定通常采用一个时间点取样，而释放度测定则采用三个以上时间点取样。本实验用市售茶碱片进行溶出度测定，用自制缓释制剂进行释放度测定。将两者的结果进行比较，以评价缓释作用。

笔记

三、实验内容与操作

(一) 茶碱缓释片的制备

1. 处方

茶碱缓释片的处方组成见表 2-1。

表 2-1 茶碱缓释片的处方组成

处方组成	1 片量/mg	100 片量/g
茶碱	100	10
HPMC K100M	20	2
乳糖	70	7
80%乙醇	适量	适量
硬脂酸镁	2.3	0.23

2. 操作

① 将茶碱、乳糖粉碎过 100 目筛。

② 羟丙甲基纤维素(HPMC)过 80 目筛。

③ 80%乙醇溶液的配制:取 200mL 95%乙醇,加 37.5mL 蒸馏水稀释混匀,即得。

④ 缓释片的制备:按处方量称取茶碱、羟丙甲基纤维素及乳糖于乳钵中,将其混匀,加 80%乙醇溶液制软材(100 片量约需 10mL),过 18 目筛制粒,湿颗粒在 50~60℃干燥,干颗粒经 16 目筛整粒,称重,加硬脂酸镁,混匀,压片,即得。每片含茶碱 100mg。

(二) 茶碱缓释片释放度的测定

1. 标准曲线的制备

精密称取茶碱对照品约 20mg 置于 100mL 量瓶中,加 0.1mol/L 的盐酸溶液溶解并稀释至刻度。精密吸取 10mL,置于 50mL 量瓶中,加同种溶剂定容。然后取溶液 0.5mL、1.25mL、2.5mL、5mL、7.5mL、10mL,分别置于 25mL 量瓶中,加同种溶剂定容。按分光光度法,在波长 270nm 处测定吸光度,以吸光度对浓度进行回归分析,得到标准曲线回归方程。

2. 释放度测定

取缓释片 1 片,照溶出度与释放度测定法[《中国药典》(2020 年版)四部通则 0931]第二法,释放介质为蒸馏水 900mL;温度 37℃±0.5℃;转速为 100r/min。依法操作,经 1h、2h、3h、4h、6h、12h 分别取样 3mL,同时补加同体积释放介质，样品经微孔滤膜滤过，取续滤液 1mL 置于 10mL 量瓶中，加水至刻度，在 270nm 处测定吸光度；另精密称取茶碱对照品适量，加水溶解并定量稀释成每 1mL 中约含 7 μg 茶碱的溶液，同法测定吸光度，分别计算出每片在上述不同时间的溶出量。

笔记

四、实验结果和讨论

1. 计算各取样时间药物的累积释放度，结果填于表 2-2。

表 2-2　茶碱缓释片累积释放度

项目	缓释片					
取样时间/h	1	2	3	4	6	12
吸光度(*A*)						
稀释倍数						
药物浓度/(μg/mL)						
释放度/%						
累积释放度/%						

$$释放度=(C\times D/标示量)\times 100\% \tag{2-1}$$

式中，C 为溶出介质中药物浓度；D 为溶出介质的体积，mL。

2. 绘制累积释放度-时间曲线图（纵坐标为累积释放度，横坐标为时间）。

3.《中国药典》（2020 年版）规定，茶碱缓释片的释放度标准为：每片在 2h、6h 和 12h 时的累积释放度应分别为 20%～40%、40%～65%和 70%以上，以此评价实验中你所制得的缓释制剂。

五、思考题

1. 设计口服缓释制剂时主要考虑哪些影响因素？
2. 缓释制剂的释放度实验有何意义？

实验十一

微囊的制备

一、实验目的

1. 掌握复凝聚法制备微囊的工艺及影响微囊形成的因素。
2. 通过实验进一步理解复凝聚法制备微囊的原理。

二、实验指导

微囊（microcapsule）是利用高分子材料将药物包裹而成的微小胶囊，直径通常为 1～250μm。

微囊的制备方法主要分为物理化学法和化学法。通常根据囊心物、囊材的性质、设备和所制备微囊的大小选择适宜的制备方法。其中物理化学法又分为单凝聚法和复凝聚法等。复凝聚法常用明胶、阿拉伯胶为囊材。在特定 pH 环境下，囊材所带电荷相反，从而进行复合制备微囊。例如在明胶与阿拉伯胶混合的水溶液中，调节 pH 约为 4.0 时，明胶和阿拉伯胶因所带电荷相反而中和，从而形成复合物，其溶解度降低，从体系中成囊析出。再加入固化剂甲醛，甲醛与明胶产生胺醛缩合反应，明胶分子交联成网状结构，保持微囊的形状，成为性质稳定的微囊。加 2%NaOH 溶液调节介质 pH 8～9，有利于胺醛缩合反应进行完全。

三、实验内容与操作

复凝聚法制备液状石蜡微囊

1. 处方

笔记

液状石蜡	9mL
阿拉伯胶	7.5g
明胶	7.5g
37%甲醛溶液	2mL
10%醋酸溶液	适量
2%NaOH 溶液	适量
蒸馏水	适量

2. 操作

① 配制明胶溶液：按处方量称取明胶，用蒸馏水适量浸泡溶胀后，加热溶解，加蒸馏水至 150mL，搅匀，并于 55℃保温备用。

② 阿拉伯胶溶液的配制：取蒸馏水 80mL 置于小烧杯中，加入处方量阿拉伯胶粉末，加热至 75～80℃，搅拌溶解并加蒸馏水至 150mL。

③ 液状石蜡乳剂的制备：取液状石蜡 9mL 与 5%阿拉伯胶溶液 100mL 置于组织捣碎机中，乳化 20s，即得乳剂。

④ 乳剂镜检：取液体石蜡乳剂 1 滴，置于载玻片上在显微镜下观察。

⑤ 混合：将液状石蜡乳剂转入 1000mL 烧杯中，于 55～60℃水浴上加 5%明胶溶液 100mL，轻轻搅拌，混合均匀。

⑥ 微囊的制备：搅拌并滴加 10%醋酸溶液于混合液中，调节 pH 至 3.8～4.0（精密 pH 试纸）。

⑦ 微囊的固化：在不断搅拌下，加入 400mL 蒸馏水（30℃）至微囊液中，将含微囊液的烧杯放置室温环境下不停搅拌，自然冷却，待温度为 30℃时，加入冰块将温度降为 10℃以下，加入 2mL 甲醛溶液（浓度为 37%），搅拌 20min，再用 2%NaOH 溶液调节 pH 8～9，搅拌 30min 至析出为止，静置沉降。

⑧ 微囊镜检：显微镜下观察微囊的形态并绘制微囊形态图，记录微囊的大小（记录最大和最多粒径）。

⑨ 过滤：待微囊沉降完全，倾去上清液并过滤，所得微囊用蒸馏水洗至无甲醛味，抽干，即得液状石蜡微囊。

3. 操作注意事项

① 采用复凝聚法制备液状石蜡微囊，调节 pH 是实验操作的关键。

② 制备微囊的过程中，应始终伴随搅拌，但搅拌不宜过快，以产生泡沫最少为宜，必要时加入消泡剂（如戊醇，几滴即可），可提高收率。

③ 微囊固化前不可停止搅拌，否则容易使微囊粘连成团。

四、实验结果和讨论

1. 绘制乳剂和微囊的显微镜下形态图，并说明两者之间差别。

2.记录微囊的直径（最大和最多粒径），并对粒径分布进行统计。

笔记

五、思考题

1.影响复凝聚法制备微囊的关键因素是什么？

2.在操作时应如何调整过程（或参数），以使微囊形状好，收率高？

3.复凝聚法与其他微囊制备方法相比，有何优缺点？

实验十二

长效缓释微球制剂的制备及质量评价

一、实验目的

1. 掌握乳化-溶剂挥发法制备微球的方法。
2. 掌握微球载药量的测定方法。
3. 熟悉微球制剂的其他质量评价内容。

二、实验原理

微球（microsphere）是将药物包埋于高分子材料基质中形成的球形或类球形骨架状实体，其粒径范围为1～500μm，可供肌内注射、皮下注射、口服、关节腔注射等。注射到体内后，随高分子材料的降解或溶蚀，药物可在预定的时间周期内（一周到几个月不等）持续缓慢释放，从而起到长效、稳定的治疗作用，降低副作用，同时减少给药次数，提高患者用药依从性。用于制备微球的载体材料一般要求性质稳定、无刺激性、不影响药物的药理作用、长期使用在机体内无蓄积并且具有一定强度的可塑性，目前多采用可生物降解高分子材料。聚乳酸（PLA）和乳酸-羟基乙酸共聚物（PLGA）为常见的注射用微球的载体材料，由于其具有良好的生物相容性、可生物降解性及低毒性，已被美国FDA批准用作注射用辅料。聚合物的理化性质，如LA/GA的比例、分子量及末端基修饰情况等，对微球的释放特性有着显著影响。一般来讲，PLGA的降解速度相对较快，完全降解通常为两周到几个月，PLA的降解则相对缓慢，在体内完全降解需要6个月以上。

微球的制备可根据载体材料的性质、包载药物的特点及临床给药途径，选择不同的制备方法。常用制备方法有乳化-溶剂挥发法、相分离法、喷雾干燥法等，其中乳化-溶剂挥发法是应用最广泛的方法之一。乳化-溶剂挥发法，又称

笔记

为液中干燥法，其原理是将药物和骨架材料，分散溶解于不与水混溶的挥发性有机溶剂中，制成有机相。然后将此溶液分散至与之不相混溶的连续相（水相）中，经均质乳化形成乳液，乳滴中有机溶剂挥发后，骨架材料完全固化，再经干燥得到微球。按照其成乳体系的不同，可分为单乳法（O/W、W/O 等）和复乳法（W/O/W、O/W/O 等）。

微球的质量评价包括载药量、粒径、体外释放度、残留溶剂等。

三、实验内容与操作

（一）O/W 乳化-溶剂挥发法制备利培酮微球

1. 处方

利培酮	0.12g
PLGA	0.28g
聚乙烯醇	1g
二氯甲烷	2mL
蒸馏水	200mL

2. 操作

① 油相配制：将 PLGA 从冰箱取出，置于干燥器中放置 30min，使恢复至室温，备用。称取药物、PLGA 高分子加入处方量二氯甲烷中，密闭搅拌溶解，即得油相。

② 水相配制：称取聚乙烯醇置于烧杯中加入约 70℃水搅拌直至全部溶解，得 0.5%的聚乙烯醇溶液，即为水相。

③ 乳化和固化：将油相吸入注射器，在高速剪切的条件下（2000r/min），通过注射器针头将油相缓慢滴加到水相中，加样结束后继续高速剪切乳化 2min，然后降低搅拌速度（300r/min）以挥发除去有机溶剂，4h 后停止搅拌。

④ 收集和干燥：用 120 目筛过滤截留微球，并以去离子水洗涤 5 次，然后将收集的微球转移至西林瓶中，于冷冻干燥机中冻干。冻干结束后，将样品经 100 目筛过筛 3 次，即得微球。

3. 操作注意事项

油相配制时，应密封，以减少二氯甲烷的挥发，并应确保溶解完全。

（二）W/O/W 乳化溶剂挥发法制备亮丙瑞林微球

1. 处方

醋酸亮丙瑞林	0.04g
PLGA	0.36g

聚乙烯醇	1.0g
二氯甲烷	1.8mL
蒸馏水	200mL

2. 操作

① 油相配制：将 PLGA 从冰箱取出，置于干燥器中放置 30min，使恢复至室温，备用。称取 PLGA 高分子加入处方量二氯甲烷中，密闭搅拌溶解，即得油相。

② 内、外水相配制：称取醋酸亮丙瑞林，溶于 0.2mL 水中，作为内水相；称取聚乙烯醇置于烧杯中加入约 70℃水搅拌直至全部溶解，即得 0.5%聚乙烯醇溶液，作为外水相。

③ 乳化和固化：将内水相加入油相溶液，并置于冰水浴中，然后采用高速剪切机进行分散，均质转速为 10000r/min，均质 6 次，30s/次，间隔 10s，剪切结束得初乳液；将初乳液吸入注射器，在高速剪切的条件下（2000r/min），通过注射器针头将油相缓慢滴加到外水相中，加样结束后继续高速剪切乳化 2min，然后降低搅拌速度（300r/min）以挥发除去有机溶剂，4h 后停止搅拌。

④ 收集和干燥：用 120 目筛过滤截留微球，并以去离子水洗涤 5 次，然后将收集的微球转移至西林瓶中，于冷冻干燥机中冻干，冻干结束后，将样品经 100 目筛过筛 3 次，即得微球。

3. 操作注意事项

① 油相配制时，应密封，减少二氯甲烷的挥发，并应确保其溶解完全。

② 初乳制备时应间歇剪切，以避免温度过高。

(三) 微球载药量及粒度的测定

1. 载药量测定

精密称取微球 20mg，用研钵粉碎，搅拌均匀，置于容量瓶中，加入适量乙腈溶解，用 0.01mol/L 盐酸溶液定容稀释至刻度，摇匀后，0.45μm 微孔滤膜滤过，采用 HPLC 对续滤液进行含量测定，按式(2-2)、式(2-3) 计算载药量和包封率：

$$载药量(\%)= 微球中药物量(mg)/微球总重量(mg)\times100\% \quad (2\text{-}2)$$

$$包封率(\%)=微球载药量(\%)/投料的理论载药量(\%)\times100\% \quad (2\text{-}3)$$

2. 粒度测定

量取 120mL 0.1%吐温-20 溶液，置于粒度仪的样品分散装置中，在 2200r/min 的条件下搅拌。首先测量分散剂背景，然后取样品约 100mg 加入其中，待样品充分分散均匀后，测量其粒度（D_{50}）。将样品平行测定 3 次，结果取其平均值。

笔记

四、实验结果和讨论

1.将利培酮微球和亮丙瑞林微球载药量及粒度测定结果填入表 2-3。

表 2-3 载药量及粒度测定结果

微球制剂	载药量/%	包封率/%	$D_{50}/\mu m$
利培酮微球			
亮丙瑞林微球			

2.两种微球制剂的药物包封率是否有差异？分析原因。

五、思考题

1.微球制剂可实现长效缓释的作用机制是什么？

2.利培酮微球制备时采用单乳化-溶剂挥发法，而亮丙瑞林微球采用复乳化-溶剂挥发法，为什么？

实验十三

脂质体的制备及包封率的测定

一、实验目的

1. 掌握薄膜分散法制备脂质体的工艺。

2. 掌握用阳离子交换树脂法测定脂质体包封率的方法。

3. 熟悉脂质体形成原理及其作用特点。

4. 了解“主动载药”与“被动载药”的概念。

二、实验原理

脂质体（liposome）是以类脂质与其他附加剂制成的具有双分子层结构的封闭囊状体。由于磷脂分子中有两条较长的疏水烃链和一个亲水基团，当磷脂分散于水相时，磷脂分子会定向排列，分子的疏水尾部聚集在一起，亲水头部暴露在水相中，形成具有双分子层结构的封闭囊泡，构成脂质体。用于制备脂质体的磷脂可分为天然磷脂和合成磷脂两类。制备脂质体最常用的附加剂为胆固醇，胆固醇为两亲性物质，能够调节脂质双分子层的流动性，减低脂质体膜的通透性，减少药物渗漏，同时可使脂膜维持一定柔韧性，增强脂质体囊泡抗击外部条件变化的能力，并对磷脂的氧化有一定保护作用。除胆固醇外，常用的附加剂还有十八胺、磷脂酸等，这两种附加剂能改变脂质体表面的电荷性质，从而改变脂质体的包封率及体内外的其他参数。

脂质体根据类脂质双分子层的层数不同，可分为单室脂质体和多室脂质体。单室脂质体均由一层类脂质双分子层构成，根据直径大小，可分为小单室（层）脂质体和大单室脂质体。经超声波处理的脂质体，大部分为小单室脂质体，小单室（层）脂质体粒径通常为20～50nm。乙醚注入法制备的脂质体，多为大单室脂质体，粒径通常为200～1000nm。单室脂质体粒径均一、表面光滑、分散

笔记

性好，且具有储存稳定性。多室（层）脂质体，粒径通常为400～3500nm，显微镜下可观察到犹如洋葱断面的多层结构。

脂质体的制备方法有多种，可根据药物的性质等进行选择。①薄膜分散法。它是一种经典的制备方法，将脂质先溶解于有机溶剂中，然后通过旋转蒸发或吹气等方式去除有机溶剂，待脂质形成一层薄膜后，加入水相水化形成较为均匀的悬浊液即为脂质体。它可形成多室脂质体，经超声处理后得到小单室脂质体。此法优点是操作简便，但包封率较低，形成的粒径较大。②逆相蒸发法。它是先将磷脂等脂溶性成分溶于有机溶剂如氯仿中，再按一定比例与含药的缓冲液混合、乳化，然后减压蒸去有机溶剂即可形成脂质体。该法适合于水溶性药物、大分子活性物质，如胰岛素等的脂质体制备，可提高包封率。缺点是该法制备的脂质体呈多相分布，并需进行均质处理。③有机溶剂注入法。常用的有乙醚注入法和乙醇注入法等。即先将脂质用有机溶剂溶解，再将脂质溶液注入高速搅拌的水相里，形成脂质体悬浮液，最后通过减压或氮吹等方法除去有机溶剂即得。有机溶剂注入法存在有机溶剂较难去除和对水溶性物质的包封率偏低的缺点。

在制备含药脂质体时，根据药物装载的机制不同，可分为主动载药与被动载药两大类。被动载药法中脂质体的形成和药物的装载同步完成，即首先将药物溶于水相或有机相（脂溶性药物）中，然后按所选择的脂质体制备方法制备含药脂质体。对于脂溶性、与磷脂膜亲和力高的药物，被动载药法较为适用。对于某些两亲性物质，其油水分配系数受介质pH和离子强度的影响较大，用被动载药法制得的脂质体包封率低，可以采用主动载药法。主动载药法是通过内外水相的不同离子或化合物梯度进行载药，所制备的脂质体包封率高、渗漏少。

评价脂质体质量的指标有粒径、粒径分布和包封率等。其中脂质体的包封率是指药物在脂质体悬浮液中药物总量的百分比，是衡量脂质体内在质量的一个重要指标。本实验采用阳离子交换树脂法测定包封率。通过离子交换作用，将带正电荷的未包进脂质体中的药物（即游离药物小檗碱），利用阳离子交换树脂吸附除去；而包封于脂质体中的药物，由于脂质体带负电荷，不能被阳离子交换树脂吸附，从而达到分离目的，用以测定包封率。

三、实验内容与操作

（一）被动载药法制备盐酸小檗碱脂质体

1. 处方

注射用大豆磷脂	0.9g
胆固醇	0.3g

笔记

无水乙醇	3～4mL
盐酸小檗碱溶液（1mg/mL）	30mL
	制成30mL脂质体

2. 操作

（1）盐酸小檗碱溶液的配制

称取盐酸小檗碱 0.1g，用磷酸盐缓冲液在 100mL 容量瓶中配成浓度为 1mg/mL 的溶液。

（2）盐酸小檗碱脂质体的制备

① 称取处方量的注射用大豆磷脂、胆固醇于 50mL 的小烧杯中，加无水乙醇 3～4mL，置于 65℃水浴中，搅拌使溶解，旋转该小烧杯，并用吸耳球轻吹风将乙醇挥发除去，使磷脂和胆固醇在杯壁上成膜。

② 另取盐酸小檗碱溶液 30mL 于小烧杯中，同置于 65℃水浴中，保温待用。

③ 取预热的盐酸小檗碱溶液 30mL，加至含有磷脂和胆固醇脂质膜的小烧杯中，65℃水浴中搅拌水化 10min。随后将小烧杯置于磁力搅拌器上，室温搅拌 30min，即得盐酸小檗碱脂质体。

④ 取样，在显微镜下观察脂质体的形态，记录最多和最大的脂质体的粒径。随后将所得脂质体溶液经 0.8μm 微孔滤膜过滤一遍，进行整粒，并在显微镜下再次观察脂质体的形态，记录最多和最大的脂质体的粒径。

3. 操作注意事项

磷脂和胆固醇的乙醇溶液应澄清，不能在水浴中放置过长时间。磷脂和胆固醇于杯壁形成的薄膜应尽量薄而均匀。65℃水浴中搅拌水化时一定要充分，以保证所有脂质水化。

（二）主动载药法制备盐酸小檗碱脂质体

1. 处方

柠檬酸缓冲溶液	30mL
胆固醇	0.3g
$NaHCO_3$ 溶液	0.5mL
无水乙醇	3～4mL
注射用大豆磷脂	0.9
盐酸小檗碱溶液	（1mg/mL）1mL

2. 操作

（1）柠檬酸缓冲液

称取柠檬酸 1g 和柠檬酸钠 0.7g 置于 100mL 容量瓶中，加水溶解并稀释定容至 100mL 混匀，即得。

笔记

（2）$NaHCO_3$ 溶液

称取 $NaHCO_3$ 5g，置于100mL容量瓶中，加水溶解并稀释至100mL，混匀，即得。

（3）空白脂质体制备

称取注射用大豆磷脂0.9g和胆固醇0.3g，置于50mL烧杯中，用3～4mL无水乙醇，使其于65℃水浴中溶解，并用吸耳球吹风挥去乙醇，待烧杯上成膜后，加入预热至65℃的柠檬酸缓冲液30mL，65℃水浴中搅拌水化10min后，将烧杯取出，置于电磁搅拌器上，在室温下搅拌30min，充分水化，得脂质体溶液，通过0.8μm微孔滤膜过滤一遍，进行整粒。

（4）主动载药

准确移取空白脂质体2mL、盐酸小檗碱溶液（1mg/mL）1mL、$NaHCO_3$ 溶液0.5mL，在振摇下依次加入10mL西林瓶中混匀，65℃水浴中保温20min，之后立刻置于冷水降温。

3. 操作注意事项

"主动载药"过程中，一定要按顺序加药，加三种液体时，边加边摇，确保混合均匀，保证体系中各部位的梯度一致。

四、实验结果和讨论

1. 绘制显微镜下脂质体的形态图，从形态上对比"脂质体""乳剂"及"微囊"有何差别。

2. 记录显微镜下可测定的脂质体的最大和最多粒径。

五、思考题

1. 讨论脂质体作为药物载体的机制和特点及影响脂质体形成的因素。

2. 如何提高脂质体对药物的包封率？

实验十四

纳米晶混悬液的制备及稳定剂选择

一、实验目的

1. 掌握纳米晶混悬液的制备方法。
2. 熟悉纳米晶混悬液常用的稳定剂种类。
3. 了解纳米晶混悬液的质量评价方法。

二、实验原理

纳米晶混悬液（nanosuspension）是指通过机械粉碎的方法或控制药物晶体的析出过程将药物形成微米或纳米级别的结晶粒子，依靠稳定剂的电荷和/或立体作用分散在分散介质中（通常为水）形成的稳定分散体系。作为一种中间剂型，纳米晶混悬液可以进一步制备为适合口服、注射或其他给药途径的药物剂型，从而提高药物的生物利用度；纳米晶混悬液也可通过注射途径给药后在注射部位作为药物储库，缓慢崩散或溶解，实现预定时间内（一周到几个月不等）的持续缓慢释放，起到长效、稳定的治疗作用。纳米晶混悬液是纯药物纳米胶态分散体系，药物本身纳米化，不需要载体材料负载，毒副作用低，制备工艺简单，易于产业化放大，近些年来纳米晶体技术在药剂学领域取得了巨大的发展。

纳米晶混悬液的制备方法有自上而下法、自下而上法及二者联用法。①自上而下法（top down）。它是指通过机械力使粒径较大的药物颗粒减小至纳米颗粒的方法，主要包括介质研磨法和高压均质法等。该法工艺重现性好，易于产业化，是纳米晶应用最广的制备技术，目前研发上市的产品中主要应用的是 top down 技术。该技术的缺点是需要大量循环研磨才能获得药物所需粒径，且药物粒子在一段时间内可能团聚而导致物理稳定性较差。②自下而上法（bottom

笔记

up)。它是指将药物先溶解在一种良溶剂中，然后加入到另一种不良溶剂中，使药物析出形成均匀细小结晶的方法，主要包括微量沉淀法、超临界流体法等。该法操作简单，成本低，可一步完成。其缺点为难以规模化，重复性差，制备过程中需使用有机溶剂，存在有机溶剂残留问题，且不适用于既不溶于水又不溶于非水溶剂的药物。③二者联用技术。制备药物纳米晶体时，仅靠单一技术有时候难以达到粒径均匀、稳定性好的要求，通过 bottom up 和 top down 两种技术联用可消除其缺点，并充分利用其长处提高药物粒径，减小效率，更好地控制药物粒径大小，制备出安全有效的制剂。但联用技术带来的成本增高和生产过程的复杂化有时也限制了该技术的使用。

纳米晶药物由于粒径减小又带来一大难题，即纳米粒子处于高能状态，表面自由能增大，粒子之间会产生相互聚集；同时纳米粒子强烈的布朗运动加剧了粒子之间不断相互碰撞，增加了聚集、结块、晶体生长或转晶的可能性，因此在制备纳米晶的过程中需要加入一种或几种稳定剂。稳定剂的选择是成功制备混悬液的关键，药物的疏水性、化学结构、酸碱性以及稳定剂的分子量、表面张力、黏度等会直接影响纳米晶混悬液的稳定性，在稳定剂选择时应综合考虑。一些常用的稳定剂包括：聚维酮、磷脂、聚山梨醇酯、泊洛沙姆、纤维素或阴离子表面活性剂等，其作用机制主要是通过离子之间的静电排斥作用或空间障碍作用从而保持纳米体系稳定。

三、实验内容与操作

布洛芬纳米晶混悬液的制备

1. 处方

布洛芬纳米晶混悬液处方见表 2-4。

表 2-4 布洛芬纳米晶混悬液处方

处方组成	1	2	3	4	5
布洛芬/g	10	10	10	10	10
吐温-80/g	—	1	—	—	—
SDS/g	—	—	1	—	1
羟丙甲纤维素/g	—	—	—	1	1
去离子水/mL	300	300	300	300	300

2. 操作

本实验采用介质研磨法制备。

① 配制含不同稳定剂的水溶液：按处方 2～5，分别称取吐温-80、SDS、羟

丙甲纤维素加入 500mL 烧杯中，加入 300mL 去离子水，100r/min 搅拌 30min 至溶液澄清即得。

② 将药物在搅拌下分散在含不同稳定剂水溶液中，搅拌 30min，药物分散均匀且无漂浮，即得药物初混悬液。

③ 向球磨机研磨腔中加入 0.3mm 氧化锆珠 120mL 为研磨介质，开启蠕动泵，准备进料；开启研磨机，调节研磨机转速 1000r/min，开始进料（进料速度为 100mL/min）并进行研磨，进料烧杯内没有物料后立即将出料烧杯内物料倒入进料烧杯，切勿吸入空气，继续进料，记录该过程为 1 次，共研磨约 30 次。

④ 观察上述制备的 5 种纳米混悬液样品的外观及粒子分散状态，并记录。

⑤ 将制备的纳米混悬剂于显微镜下观察粒子的形态和大小，并记录。

3. 操作注意事项

研磨操作时应注意不要空研磨，并注意防止溶液温度过高。

四、实验结果和讨论

1. 记录不同处方的纳米混悬液的外观及粒子分散状态。

2. 记录显微镜下观察到的各处方混悬液的最大和最多粒径。

3. 实验所用的 3 种稳定剂分别属于哪种类型？比较不同类型稳定剂及组合稳定剂对纳米混悬液的稳定性的影响。

五、思考题

1. 纳米晶混悬液在稳定剂选择时应考虑哪些因素？

2. 纳米晶混悬液可实现长效缓释的原理是什么？

实验十五

固体分散体的制备及质量评价

一、实验目的

1. 掌握熔融法和溶剂法制备固体分散体的工艺流程和操作。
2. 熟悉固体分散体的鉴别方法。
3. 了解固体分散体的载体材料。

二、实验原理

固体分散体（solid dispersion）是利用一定方法（如熔融法、溶剂法等）将难溶性药物高度分散在载体材料中形成的一种固体分散体系。根据 Nernst-Noyes-Whitney 方程，溶出速率随分散度的增加而提高。固体分散体即将药物以分子、胶体、无定型等状态均匀分散，以增加难溶性药物的溶解度和溶出速率，提高药物的生物利用度。

固体分散体常用的载体材料可分为水溶性、难溶性、肠溶性载体材料三类。常用的水溶性载体材料有聚乙二醇类（PEG）、聚乙烯吡咯烷酮（PVP）、表面活性剂类、有机酸类、糖类、醇类、纤维素衍生物类，多用于制备速释型固体分散体。难溶性载体材料有纤维素衍生物类［如乙基纤维素（EC)］、含季铵基团的丙烯酸树脂类（Eudragit E、RL 等）、棕榈酸甘油酯、巴西棕榈蜡等，主要用于制备缓释型固体分散体。肠溶性载体材料一般选用纤维素衍生物类、聚丙烯酸树脂类（Eudragit L、S）等。

固体分散体的制备方法有熔融法、溶剂法（共沉淀法）、溶剂-熔融法、冷冻干燥法、研磨法等。本实验重点介绍熔融法和溶剂法制备固体分散体的具体实验操作。熔融法是将药物与载体材料混合均匀后，加热至熔融状态，在剧烈搅拌下迅速冷却形成固体分散体；或将熔融物平铺成薄层，通过不同手段使其

笔记

骤冷形成固体分散体。熔融法操作简单，常用于对热稳定的药物。溶剂法（共沉淀法）是将药物与载体材料共同溶解在有机溶剂中，除去有机溶剂，得到药物在载体中混合的共沉淀物。该法避免了高温操作，适用于热不稳定或易挥发的药物，但需注意有机溶媒的选择和溶剂残留问题。

为了确定药物在载体中的分散状态，需对固体分散体进行物相鉴别，常用的鉴别方法有溶解度及溶出速率测定、扫描电镜法、X 射线衍射法、差示扫描量热法、红外光谱法、核磁共振波谱法等。

三、实验内容与操作

（一）熔融法制备固体分散体

1. 处方

对乙酰氨基酚	0.2g
PEG 6000	1.2g

2. 操作

① 对乙酰氨基酚-PEG 6000 固体分散体的制备：称取处方量的对乙酰氨基酚和 PEG 6000，置于蒸发皿内，80～90℃水浴加热搅拌至熔融状态，立即倾倒在玻璃板面上（下面放冰块），迅速晃动使之形成薄层，温度降低使得样品迅速固化，后放入－20℃的冰箱中继续冷却 15min。将产品置于干燥器中干燥，粉碎过筛（60 目或 80 目），保存于干燥器中。

② 对乙酰氨基酚-PEG 6000 物理混合物的制备：称取处方量的对乙酰氨基酚和 PEG 6000 置于研钵内，仔细研磨使之混合均匀，即得。

3. 操作注意事项

① 在制备对乙酰氨基酚-PEG 6000 固体分散体时，药物在载体中的分散情况是影响固体分散体质量的一个重要因素。因此，在加热时应注意充分搅拌使所有物料充分混合。

② 物料形成熔融状态后，倾倒在玻璃板上时应注意操作迅速，小心晃动使之形成较薄的薄层，提高固体分散体中物料的分散程度，进而提高溶出速率。

（二）溶剂法制备固体分散体

1. 处方

对乙酰氨基酚	0.2g
PVP K-30	1.2g
无水乙醇	20mL

笔记

2. 操作

① 对乙酰氨基酚-PVP K-30固体分散体的制备：称取处方量的PVP K-30置于蒸发皿内，加入无水乙醇20mL，70℃水浴加热搅拌溶解，加入对乙酰氨基酚，搅拌使其全部溶解，继续搅拌以充分除去溶剂，将物料粉碎过筛（60目或80目），保存于干燥器中。

② 对乙酰氨基酚-PVP K-30物理混合物的制备：称取处方量的对乙酰氨基酚和PVP K-30，置于研钵内，仔细研磨使之混合均匀，即得。

3. 操作注意事项

① 采用溶剂法制备固体分散体时，溶剂除去速度是影响其均匀性和防止药物结晶析出的重要因素。因此，通常需不断搅拌使体系中的溶剂快速挥发，以保证物料不易结晶析出，形成较为均匀的固体分散体。

② 在制备共沉淀物时，应尽量避免水分的引入，否则不易干燥，难以粉碎，导致实验失败。

（三）固体分散体的物相鉴别

1. 样品

含对乙酰氨基酚10mg的对乙酰氨基酚-PEG 6000固体分散体、对乙酰氨基酚-PVP K-30固体分散体及各自对应的物理混合物。

2. 标准曲线的绘制

取干燥至恒重的对乙酰氨基酚标准品1mg，精密称定，置于10mL容量瓶中，加入无水乙醇稀释至刻度，混匀，得到100μg/mL的标准品溶液。精密移取上述标准品溶液0.1mL、0.5mL、1.0mL、2.0mL、2.5mL，分别置于10mL容量瓶中，用无水乙醇稀释至刻度，于257nm波长处检测吸光度。

3. 含量测定

精密称取实验样品适量（相当于对乙酰氨基酚1mg），置于10mL容量瓶中，加入无水乙醇稀释至刻度，混匀。精密吸取此溶液1.0mL，置于10mL容量瓶中，加入无水乙醇稀释至刻度，混匀。257nm波长处测吸光度，并将其代入上述标准曲线回归方程，计算对乙酰氨基酚含量。

4. 溶出度测定

按《中国药典》（2020年版）四部溶出度测定法第二法测定。转速100r/min，溶出介质为900mL蒸馏水，温度37℃±0.5℃。量取900mL溶出介质置于溶出杯中，介质温度恒定为37℃±0.5℃时，加入精密称取的样品，分别在2min、5min、10min、15min和30min取样，每次取样2mL（同时补入溶出介质2mL），过滤，取续滤液1mL，置于10mL容量瓶中，加入无水乙醇稀释至刻度，摇匀，在257nm波长处测定吸光度，计算累积溶出百分率，并对时间作图。

笔记

四、实验结果和讨论

1. 描述制得的固体分散体的外观形状，计算含量和收率。
2. 绘制对乙酰氨基酚的溶出曲线。
3. 比较不同制备方法制备的固体分散体与物理混合物的溶出曲线差异。

五、思考题

1. 固体分散体的类型包括哪些？
2. 简述固体分散体提高难溶性药物生物利用度的原理。
3. 简述固体分散体的应用优势。

实验十六

经皮给药制剂体外经皮渗透实验

一、实验目的

1. 掌握药物经皮渗透实验的方法。
2. 熟悉药物经皮渗透实验中数据的处理方法。
3. 了解经皮渗透实验中所用皮肤的处理方法。

二、实验原理

经皮给药制剂是指将药物应用于皮肤上，穿过表皮角质层，扩散至真皮和皮下脂肪以实现局部治疗作用，或由毛细血管和淋巴管吸收进入体循环，起到全身治疗作用的一类制剂。药物经皮肤或人工膜渗透的体外实验可预测药物的经皮吸收情况。研究处方组成、经皮吸收促进剂和介质等对药物经皮吸收速率的影响，是经皮给药制剂有效性和安全性的前提保障，也是开发经皮给药系统必不可少的步骤。

药物经皮渗透实验是将剥离的离体皮肤或人工膜夹在扩散池中，角质层面向给药池，将药物置于给药池中，于一定的时间间隔测定皮肤另一侧接收池内的介质中药物浓度，分析药物经皮肤渗透的动力学。

皮肤结构主要分为表皮、真皮和皮下组织。将药物置于皮肤表面后，药物向皮肤内渗透，并通过表皮到达真皮，真皮内丰富的毛细血管会快速吸收药物进入体循环，因此药物在皮肤内表面的浓度接近于零，即符合所谓漏槽条件。在体外实验中，如果皮肤表面的药物浓度不变，而接收介质中的药物满足漏槽条件，即接收池中的药物浓度远远小于给药池中的浓度，即可满足漏槽条件。如果以 t 时间药物通过皮肤的累积量 M 对时间作图，则在到达稳态后可得一条直线，直线的斜率为药物的稳态流量（稳态经皮吸收速率）。为简化处理方式，

笔记

可将皮肤看作简单的膜，用Fick扩散定律分析药物在皮肤内的渗透行为，药物的稳态流量 J 与皮肤中的药物浓度梯度成正比，可用式(2-4) 表示：

$$J=\frac{\mathrm{d}M}{\mathrm{d}t}=\frac{DK}{h}(C_0-C_t) \tag{2-4}$$

式中，D 为皮肤中药物的扩散系数；K 为皮肤与基质间的分配系数；h 为皮肤中药物的扩散路径；C_0 为药物在给药池中的浓度；C_t 为 t 时刻药物在接收池的浓度。

若药物在接收池中的浓度远小于给药池，式(2-4) 可改写为：

$$J=\frac{\mathrm{d}M}{\mathrm{d}t}=\frac{DK}{h}C_0 \tag{2-5}$$

对特定皮肤和介质而言，K、D、h 均为常数，因此，可令 $DK/h=P$，P 称为渗透系数。则式(2-5) 可改写为：

$$J=PC_0 \tag{2-6}$$

渗透系数的单位为 cm/h 或者 cm/s，是扩散阻力的倒数，其大小与药物和皮肤性质有关，与药物浓度无关。P 值越大，表示药物透过皮肤越容易。根据得到的稳态流量、给药池中的药物浓度和有效扩散面积，计算药物经皮渗透系数。

经皮渗透实验的常用皮肤包括大鼠、豚鼠、乳猪、猴、人等。实验装置为单室、双室或流通扩散池，接收介质常用磷酸盐缓冲（pH 7.4）或生理盐水。

本实验以水杨酸为模型药物，对其经皮渗透性进行考察。

三、实验内容与操作

(一) 绘制水杨酸标准曲线

精密称取水杨酸 10mg 于 100mL 容量瓶中，加入约 80mL 蒸馏水溶解稀释并定容至刻度，配成浓度为 100 μg/mL 的母液，取上述母液依次稀释至浓度为 10μg/mL、20μg/mL、40μg/mL、50μg/mL、80μg/mL、100μg/mL 的标准溶液。各精密量取 5mL，加入 1mL 硫酸铁铵显色剂，混匀，测定波长 530nm 处的吸光度，空白对照为 5mL 蒸馏水加 1mL 硫酸铁铵显色剂。将吸光度对水杨酸浓度回归得标准曲线方程。

硫酸铁铵显色剂的配制：称取 8g 硫酸铁铵，加入 100mL 蒸馏水溶解，取 2mL 上述溶解液加 1mol/L 盐酸溶液 1mL，加蒸馏水稀释至 100mL 即可。注意本品需新鲜配制。

(二) 皮肤的处理

即体重为 180～200g 的雄性大鼠，以乌拉坦麻醉后用电动剃毛刀去除腹部

笔记

被毛，大鼠颈椎脱臼处死，将去毛部位的皮肤剥离皮下组织，生理盐水洗净，滤纸吸干水分备用。注意大鼠死后立即剥离皮肤，剥离过程不要剪破皮肤。

（三）水杨酸软膏的经皮渗透实验

将处理好的大鼠皮肤置于立式扩散池中的两个半池之间，角质层向上，面向给药池；真皮层向下，面向接收池，用夹子固定紧，接收池加入生理盐水，使取样支管的液面高于皮肤，排净接收池中的气泡，记录接收液体积。给药池中加入5%的水杨酸软膏约2g，在接收池中加入小号搅拌子，夹层水浴通入32℃循环水，不断搅拌下，于0.5h、1.0h、1.5h、2.0h、3.0h、4.0h、5.0h、6.0h在接收池中取样检测，并立即加入同体积的生理盐水，取出的液体用0.45μm的微孔滤膜过滤，弃去初滤液，取续滤液5mL，加硫酸铁铵显色剂1mL，摇匀后于530nm波长处测定吸光度，通过标准曲线回归方程计算水杨酸浓度。

四、实验结果和讨论

1.计算累积渗透量，并将结果列表表示。注意药物浓度的校正，校正公式为：

$$C'_n = C_n + \frac{V}{V_0}\sum_{i=1}^{n-1} C_i \tag{2-7}$$

式中，C'_n为第n个采样点的校正浓度；C_n为第n个采样点测定的药物浓度；V为取样体积；V_0为接收池中接收液的总体积。

累积渗透量计算见式(2-8)：

$$M = \frac{C'_n V_0}{A} \tag{2-8}$$

式中，A为有效渗透面积。

2.以单位面积累积渗透量为纵坐标，时间为横坐标，绘制水杨酸的经皮渗透曲线。

3.计算水杨酸的渗透系数和渗透速率。渗透曲线尾部直线部分的M-t数据的直线斜率即为渗透速率J[μg/(cm^2·h)]，将渗透速率除以给药池的药物浓度得渗透系数P(cm/h)。

五、思考题

1.药物透皮渗透速率和渗透系数的影响因素有哪些？

2.体外测定药物经皮渗透速率有什么意义？

第三章

处方前研究实验

实验十七

药物溶解度的测定

一、实验目的

1. 掌握药物溶解度的测定方法。
2. 熟悉药物结构特点与溶解度的关系。
3. 了解影响药物溶解度的因素。

二、实验原理

溶解度（solubility）系指在一定温度下（气体在一定温度和压力下），在定量的溶剂中达饱和（平衡）时溶解的最大药量，是反映药物溶解性的重要指标。溶解度常用一定温度下 100g 溶剂中溶解溶质的最大质量（g）来表示。溶解度测定是药物处方前研究的重要内容之一。

药物溶解度可分为特性溶解度和平衡溶解度。特性溶解度是指药物不含任何杂质，在溶剂中不发生解离或缔合，也不发生相互作用时所形成的饱和溶液的浓度，是药物重要物理参数。由于在实际测定中很难完全排除药物（尤其酸性、碱性药物）解离和溶剂的影响，因此药物的溶解度数值一般是平衡溶解度。

药物的溶解度低往往伴随着吸收差、生物利用度低等问题，对治疗作用产生一定影响，因此溶解度是评价成药性的重要指标之一。实际科研和生产过程中，可采用加入助溶剂、增溶剂和潜溶剂等方式，增加水中难溶性药物的溶解度，达到改善药物的治疗作用的目的。

助溶系指在溶剂中加入一种额外的物质，其与难溶性药物形成可溶性的络合物、复盐、缔合物等，可以增加难溶性药物的溶解度。这种额外的物质称为助溶剂。增溶系指在溶剂中加入表面活性剂与难溶性药物形成胶束，以增加药物溶解度的方法。加入的表面活性剂可称为增溶剂。潜溶系指加入的溶剂与水

笔记

达到一定比例时形成的混合溶剂，可使药物的溶解度达到最大值。这种溶剂称为潜溶剂，如乙醇、丙二醇、甘油等可与水形成潜溶剂。

三、实验内容与操作

（一）姜黄素标准曲线的绘制

精密称取干燥至恒重的姜黄素标准品 1mg，精密称定，置于 10mL 容量瓶中，加入去离子水溶解并定容至刻度，盖紧塞子，上下颠倒混匀，得到 100μg/mL 的标准品溶液。精密移取上述标准品溶液 0.1mL、0.5mL、1.0mL、2.0mL、5.0mL、10.0mL，分别置于 10mL 容量瓶中，用去离子水稀释至刻度，于 426nm 波长处检测吸光度。以姜黄素的质量浓度（C）为横坐标，吸光度（A）为纵坐标进行线性回归，得到姜黄素的线性方程。

（二）姜黄素平衡溶解度的测定

1. 处方

姜黄素	5mg
纯化水	50mL

2. 操作

① 取纯化水 50mL 于烧杯中，加姜黄素 5mg，置于磁力搅拌器上充分搅拌。

② 药物溶解平衡时间的确定：分别于 10min、30min、45min、60min 和 90min 时，吸取上述搅拌液 5mL，微孔滤膜过滤，取续滤液 0.5mL 于 20mL 容量瓶中，加水稀释至刻度，摇匀，于波长 426nm 处测定其吸光度（A）。药物浓度的平衡时间可认定为开始出现相邻样品测定的吸光度（A）值差小于±0.004 时所对应的时间。

③ 饱和溶液浓度的测定：将上述实验中平衡时间所对应的样品静置，同上述步骤，吸取上述搅拌液 3 份（每份 2mL），微孔滤膜过滤，取续滤液 0.5mL 于 10mL 容量瓶中，加水稀释至刻度，摇匀，于波长 426nm 处测定其吸光度（A）。根据标准曲线计算其饱和溶解度。

（三）增溶剂对姜黄素的增溶作用

1. 处方

姜黄素	5mg
吐温-80	5mL
纯化水	45mL

笔记

2. 操作

① 样品 1：取纯化水 50mL 于烧杯中，加姜黄素 5mg，磁力搅拌器搅拌 30min，观察并记录姜黄素的溶解情况。

② 样品 2：取纯化水 45mL 于烧杯中，加吐温-80 5mL，搅拌均匀后，加姜黄素 5mg，磁力搅拌器搅拌 30min，观察并记录姜黄素的溶解情况。

四、实验结果和讨论

(一) 姜黄素水中溶解度的测定结果

1. 将不同时间测得的姜黄素溶液的吸光度值记录于表 3-1 中，并确定药物在水中溶解的平衡时间。

表 3-1　不同平衡时间姜黄素溶液的吸光度

时间/min	10	30	45	60	90
吸光度(A)					

由表 3-1 中数据确定姜黄素的溶解平衡时间为（　　）。

2. 将姜黄素在室温去离子水中的溶解度记录于表 3-2 中。

表 3-2　姜黄素在室温（　　）℃去离子水中的平衡溶解度

编号	1	2	3	平均
吸光度(A)				
浓度/(g/100mL)				

(二) 增溶剂对姜黄素溶解度的影响

将增溶剂对姜黄素溶解度的影响填入表 3-3 中。

表 3-3　吐温-80 对姜黄素的增溶作用

编号	有无增溶剂	溶解情况
样品 1		
样品 2		

五、思考题

1. 药物的特性溶解度和平衡溶解度有何不同？
2. 简述增溶剂的加入对增溶效果的影响。
3. 改善药物溶解度的方法有哪些？

实验十八

药物油水分配系数的测定

一、实验目的

1. 掌握药物溶解度与油水分配系数的测定原理与测定方法。

2. 熟悉影响药物溶解度与油水分配系数的因素。

二、实验原理

药物油水分配系数 P 是指在一定温度下，当药物在不相溶的两相溶剂中分配达到平衡时，药物在两相中浓度的比值。药物的水溶性和脂溶性会影响药物在体内的溶解、吸收、分布、转运，即和油水分配系数有关。可用来模拟生物相的有机溶剂有很多，如三氯甲烷、正己烷、正辛醇等。生物膜脂层的溶解度参数 $\delta=17.80 \pm 2.11(\mathrm{J/cm^3})^{1/2}$，整个膜的溶解度参数 $\delta=21.07 \pm 0.82(\mathrm{J/cm^3})^{1/2}$，正辛醇 $[\delta=21.07(\mathrm{J/cm^3})^{1/2}]$ 与生物膜整体的溶解度参数 δ 很相近，因此，正辛醇更近似生物相。目前认为，药物在正辛醇中形成近似理想溶液，正辛醇-水是一种良好的模拟系统。

当药物在油相与水相中分配平衡时，药物在油相的化学势与药物在水相的化学势相等，此时药物的油水分配系数可用式(3-1) 表示：

$$P=\frac{\alpha_{(\mathrm{o})}}{\alpha_{(\mathrm{w})}} \tag{3-1}$$

式中，$\alpha_{(\mathrm{o})}$ 为药物在油相平衡时的活度；$\alpha_{(\mathrm{w})}$ 为药物在水相平衡时的活度。

当药物在两相中达到分配平衡，并且两相中药物浓度较稀时（活度系数$\gamma=1$），活度 α 可用药物浓度（C）代替计算，则式(3-1) 可用式(3-2) 表示：

$$P=\frac{C_{\mathrm{o}}}{C_{\mathrm{w}}}=\frac{C_{\mathrm{w}}^{0}-C_{\mathrm{w}}}{C_{\mathrm{w}}} \tag{3-2}$$

式中，C_{w}^{0} 为最初水相中的药物浓度；C_{o} 为药物在油相平衡时的浓度；C_{w}

笔记

为药物在水相平衡时的浓度。

药物油水分配系数（P 值）越大，脂溶性就越强。药物均以单分子状态分配在油/水相中，没有解离、缔合的情况下才适用式(3-2)，此式即为该药物的特性分配系数。若药物在两相分配不是同一状态，存在缔合或解离时，仍存在平衡关系，实际测得的分配系数称为表观分配系数。

药物在肠道中的吸收情况可用 P 值来预测。当 $\lg P$ 为 2～3 时，一般认为药物在肠道中较易被吸收，而当药物的 $\lg P<0$ 时则认为极不易被肠道吸收。

三、实验内容与操作

双氯芬酸钠在正辛醇-水中分配系数的测定方法如下所述。

（1）水饱和的正辛醇溶液与正辛醇饱和的水溶液：将正辛醇 200mL 与蒸馏水 200mL 在 500mL 分液漏斗中混合，静置 24h 后分层，上层与下层分别为正辛醇饱和的水溶液和水饱和的正辛醇溶液。将上层与下层分别置于不同容器中，备用。

（2）精密称取双氯芬酸钠 400mg 置于锥形瓶中，加水 200mL 后摇匀，静置 1h。用玻璃注射器（无针头）吸取溶液约 20mL，经微孔滤膜（0.45μm）过滤，弃去初滤液，将续滤液滴入小烧杯中，为药物原溶液。于紫外波长 276nm 处测定其吸光度（A），并根据标准曲线，计算药物浓度（C_w^0）。

（3）取药物原溶液 20mL 放入碘量瓶中，加入 20mL 正辛醇，磁力搅拌 1h 后转移至分液漏斗中，静置分层，下层为水相（如呈乳白色，需离心）。在波长 276nm 处测定其吸光度（A），并根据标准曲线计算药物在下层水相中的浓度（C_w）。

四、实验结果和讨论

1. 双氯芬酸钠在水溶液中的吸光度记录表 3-4 中，并计算其平均浓度。

表 3-4 双氯芬酸钠水溶液中的吸光度及浓度

编号	1	2	3	平均
吸光度(A)				
C_w^0/(μg/mL)				

2. 双氯芬酸钠在正辛醇/水溶液中分配平衡后水溶液中的吸光度记录于表 3-5 中，并计算其平均浓度。

笔记

表 3-5　双氯芬酸钠在正辛醇/水中分配平衡后水溶液中的吸光度及浓度

编号	1	2	3	平均
吸光度(A)				
C_w^0/(μg/mL)				

3. 根据表 3-4、表 3-5 中的平均值，按照计算式(3-2) 计算双氯芬酸钠在正辛醇-水中的分配系数。

五、思考题

1. 药物的特性分配系数与表观分配系数有何不同？
2. 测定药物油水分配系数油相选择的依据是什么？

实验十九

粉体流动性的测定

一、实验目的

1. 掌握测定粉体流动性的方法。
2. 熟悉影响粉体流动性的因素。
3. 了解粉体助流剂的助流原理。

二、实验原理

粉体的流动性（power flowability）是固体制剂（颗粒剂、胶囊剂、片剂等）制备过程中必须考虑的重要性质，流动性不仅影响正常的生产过程，而且影响制剂的质量，如重量差异和含量均匀度等。粉体流动性与粒子的形状、大小、表面状态、密度、空隙率等有关，加上颗粒之间的内摩擦力和黏附力等的复杂关系，粉体的流动性无法用单一的物性值来表达。因此人们研究了粉体流动性的表征方法，以建立粉体流动行为与制备过程中所表现出来的性质的相关性。常用的评价粉体流动性的方法有休止角、流出速度和压缩度等。

(1) 休止角（angle of repose）

休止角是粉体堆积层的自由斜面与水平面形成的最大角，是粒子在粉体堆积层的自由斜面上滑动时所受的重力和粒子间摩擦力达到平衡而处于静止状态下测得的。休止角是检验粉体流动性好坏的最简便的方法。休止角越小，摩擦力越小，流动性越好，一般认为休止角 $\theta \leqslant 40°$ 时可以满足生产流动性的需要。Carr 分类法定性描述了粉体流动性和休止角间的关系，并在制药行业得到普遍认可（表 3-6）。

笔记

表 3-6 粉体流动性和休止角的关系

休止角/°	流动性质
25～30	极好(excellent)
31～35	好(good)
36～40	较好(fair,aid not needed)
41～45	通过(passable,may hang up)
46～55	不好(poor,must agitate,vibrate)
55～65	很不好(very poor)
＞66	非常不好(very very poor)

常用的测定方法为固定圆锥法，如图 3-1 所示，将圆锥底置于无振动的平面上，圆锥底上可以有边缘以利于粉末的滞留，通过调整圆锥的高度以得到对称性好的粉体圆锥。漏斗应位于粉体锥顶 2～4cm，以尽量减小流下的粉体对圆锥尖端的影响。通过测定粉体层的高度和圆盘半径计算休止角，即 $\tan\theta$＝高度/半径。

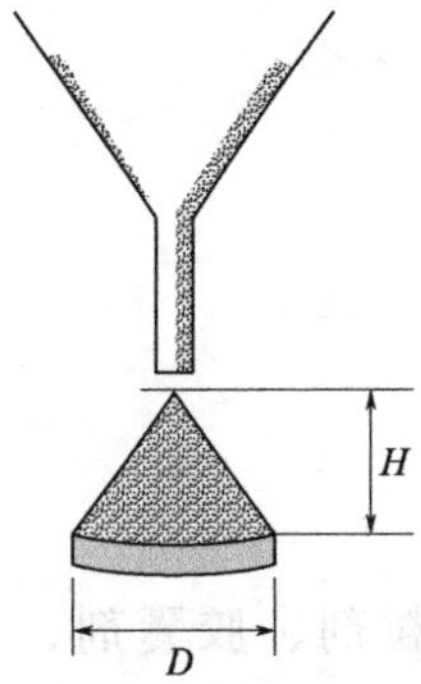

图 3-1 休止角测定示意图

(2) 流出速度 (flow velocity)

流出速度可用单位时间内从容器的小孔中流出粉体的量表示，如测定 100g 粉末流出小孔所需要的时间或测定 1s 内可流出小孔的样品量。如果粉体的流动性很差而不能流出时，可加入 100μm 的玻璃球助流，测定自由流动所需玻璃球的最少量（以质量分数表示），以表示流动性。加入量越多流动性越差。

(3) 压缩度 (compressibility index)

压缩度是粉体流动性的重要指标，其大小反映粉体的凝聚性、松软状态。通过测量粉体的堆密度（ρ_b）和振实密度（ρ_{bt}）可以计算得到压缩度。压缩度（C）20%以下时流动性较好，压缩度增大时流动性下降，当 C 值达到 38%以上时粉体很难从容器中自动流出。具体测量方法为：将一定量的粉体轻轻装入量筒后测量最初的松体积；采用轻敲法使粉体处于最紧状态，测量最终的体积，计算堆密度与振实密度，根据式(3-3) 计算压缩度 C。

$$C=(\rho_{bt}-\rho_b)/\rho_{bt}\times100\% \tag{3-3}$$

粒子间的黏着力、摩擦力、范德华力、静电力等作用阻碍粒子的自由流动，影响粉体的流动性，可采取以下措施改善粉体流动性：增大粒子大小；改善粒子形态及表面粗糙度；改变表面作用力；加入助流剂；改变过程条件等。

笔记

三、实验内容与操作

（一）休止角的测定

1. 实验内容

① 分别称取微晶纤维素粉末或淀粉各约50g，轻轻地，均匀地落入圆盘的中心位置，使粉体形成圆锥体，当物料沿圆盘边缘自由落下时，停止加料，测定粉体的高度和圆盘的半径，计算休止角。考察不同物料的流动性的差异。

② 称取淀粉约50g，共2份，分别向其中加入1%的滑石粉和硬脂酸镁，均匀混合后测定休止角，考察不同润滑剂对流动性的影响。

③ 称取淀粉约50g，共6份，分别向其中加入0.5%、1%、1.5%、2%、2.5%和5.0%的滑石粉，均匀混合后测定其休止角。考察润滑剂的不同用量对流动性的影响。以休止角为纵坐标，润滑剂加入量为横坐标绘制曲线，选择最适宜的加入量。

2. 操作注意事项

为使待测物料注入到圆盘中心，漏斗的出料管应对准圆盘中心，物料应从漏斗上部缓缓加入，必要时轻敲漏斗。

休止角测定方法不同，所得数据有所不同，因此不能把它看作粉体的一个物理常数。

（二）流出速度的测定

① 分别称取微晶纤维素或淀粉各约100g，将待测物料轻轻装入流出速度测定仪或三角漏斗中，打开下部流出口阀门，测定全部物料流出所需时间。比较不同物料的流出速度。

② 分别取（一）项下混合均匀的加入1%滑石粉及硬脂酸镁的淀粉各50g，测定流出速度，比较不同润滑剂对流出速度的影响。

③ 分别取（一）项下混合均匀的加入不同比例滑石粉的淀粉各50g，测定流出速度，比较润滑剂的量对流出速度的影响。以流出速度为纵坐标，以加入量为横坐标绘出曲线，并选择最适宜量。

（三）压缩度的测定

① 分别称取微晶纤维素粉末或淀粉各约100g，轻轻加入量筒中测量体积，计算堆密度。多次轻敲量筒，直到体积不再改变为止。测量最终体积计算振实密度，分别代入公式计算压缩度。比较不同物料的压缩度的差异。

② 分别取（一）项下混合均匀的加入1%滑石粉及硬脂酸镁的淀粉各50g，

笔记

测定压缩度，比较不同润滑剂对压缩度的影响。

四、实验结果和讨论

1.将休止角、流出速度及压缩度测定结果填入表 3-7。

表 3-7 物料休止角、流出速度及压缩度测定结果

物料	休止角	流出速度	压缩度
微晶纤维素			
淀粉			
淀粉(1%滑石粉)			
淀粉(1%硬脂酸镁)			

2.绘制加入不同比例滑石粉的淀粉休止角-滑石粉加入量曲线以及流出速度-滑石粉加入量曲线，分析比较不同润滑剂用量对流动性的影响。

3.分析不同物料的流动性有差异的主要原因是什么？结合显微镜法观察粉体粒子的大小与形状，分析其对流动性的影响。

五、思考题

1.影响粉体流动性的主要因素有哪些？

2.粉体的流动性在制剂制备过程中有什么重要作用？

第四章

综合设计性实验

实验二十

双氯芬酸钠的剂型设计及制备

一、实验目的

1. 熟悉药物性质与剂型设计的关系。
2. 熟悉不同剂型中处方设计及筛选的方法。
3. 熟悉不同制剂质量检查的内容及方法。
4. 培养学生综合实验的能力。

二、实验原理

药剂学是研究药物制剂基本理论、处方设计、制备工艺和合理使用的综合性应用学科，是一门实践性很强的学科；药剂学实验则是将理论与实际结合的关键教学环节。本实验为综合设计性实验，以双氯芬酸钠为模型药物进行制剂研发，通过典型药物制剂处方工艺设计和制剂的质量研究，模拟新制剂研发的过程。

双氯芬酸钠为非甾体抗炎药物，主要用于镇痛消炎、解热与抗风湿等病症。该药物口服吸收快，血浆蛋白结合率高，半衰期短，达峰时间快；但存在水溶性较差、遇酸不稳定、对胃肠道刺激性较强及患者耐受性差等问题，此限制了该药临床应用方面的广泛使用。因此，双氯芬酸钠新剂型的开发是十分必要的。

本实验要求学生通过查阅文献进行剂型改良的选择和设计，通过实际动手操作，完成双氯芬酸钠新制剂的处方前研究、处方与工艺研究和制剂的质量评价三部分内容。改良制剂选择和处方前研究主要需要学生广泛查阅文献资料，充分了解药物的理化性质和药理作用，根据药物的临床用药需求确定最优药物剂型。处方与工艺研究即在处方前研究基础上，拟定所选制剂的处方组成（各辅料种类及用量）和制备工艺（操作流程及设备参数），明确处方与工艺的选择

笔记

依据。最后依据现行《中国药典》中的相关规定，对所制备的制剂质量进行评价，并以此作为制剂质量评价的标准。

本实验的参考剂型包括眼用制剂（滴眼液、眼膏等）、缓释制剂（缓释片、缓释胶囊、缓释微丸等）、凝胶剂、气雾剂、栓剂、透皮贴剂、脂质体等。

三、实验材料与方法

1. 实验材料

双氯芬酸钠、氯化钠、硼酸、硼砂、滑石粉、二氧化钛、油酸、液状石蜡、凡士林、聚山梨酯-80、依地酸二钠、羟丙甲基纤维素钠、羧甲基淀粉钠、肠溶包衣粉、乳糖、磷酸氢钙、硬脂酸镁、蓖麻油、泊洛沙姆407、泊洛沙姆188、聚乙二醇2000、聚维酮K-30、聚乙二醇4000、盐酸二氢钾、氢氧化钠、微晶纤维素、脂肪酸、甘油酯、无水乙醇、丙二醇、月桂氮䓬酮、压敏胶、大豆磷脂、胆固醇、注射用水、纯水、盐酸、枸橼酸等。

2. 实验方法

① 查阅文献，根据药物的理化性质、生物学性质、药理作用和临床应用需求，综合评价并获得与剂型设计和质量评价相关的处方前研究资料。

② 确定给药途径并选择合适剂型，阐明选择依据和优势。

③ 拟定处方各组分构成及其用量，确定制备工艺流程和设备参数，通过实验对处方与制备工艺分别进行筛选和优化，最终获得优化处方和最佳制备工艺。

④ 对照《中国药典》（2020年版）对所制备的药物制剂进行质量评价。

四、制剂参考案例

（一）双氯芬酸钠缓释微丸的制备

1. 处方

双氯芬酸钠	4g
微晶纤维素	6g
乳糖	10g
聚维酮 K-30（10%）	适量
醋酸纤维素	4.5g
聚乙二醇 4000	5g
去离子水	100mL

2. 操作

① 丸心制备：处方量的双氯芬酸钠、微晶纤维素、淀粉和乳糖混合均匀，

反复过筛，用10%的聚维酮K-30水溶液制软材，过1号筛制粒；将湿粒放入包衣锅内。

② 增圆：取乳糖和淀粉各5g。将上述丸心滚圆干燥后，继续在锅内翻动，将增衣料混匀，研细，与黏合剂交替加入锅内；最后收集14～20目、光滑圆整的微丸。

③ 包衣液的配置：称取处方量的聚乙二醇4000置于处方量的去离子水中，充分搅拌溶解，加入处方量的醋酸纤维素，继续搅拌分散均匀，即得。

④ 包衣：将上述包衣液按一定时间间隔喷于丸芯进行包衣，包衣后微丸增重约8%。

（二）双氯芬酸钠缓释微丸的质量评价

① 微丸的性状检查：脆碎度、硬度、休止角、粒径分布、圆整度及有无缺陷。

② 微丸药物含量测定、重量差异、含量均匀度和累计释放度测定。

五、实验结果和讨论

1. 阐述剂型选择的依据及其优势。
2. 阐明各辅料选择和用量的依据。
3. 写出完整的处方、制备工艺及流程。
4. 依据现行《中国药典》对所制备制剂的质量进行检查，并记录结果。
5. 对所制备的药物制剂进行综合评价。
6. 对所存在的问题进行讨论，并提出改进方法及建议。

六、思考题

1. 比较说明你选择的剂型在临床应用时具有哪些优势。
2. 你所设计的实验有哪些创新点？

实验二十一

布洛芬-β-环糊精包合物的制备及质量评价

一、实验目的

1. 掌握布洛芬-β-环糊精包合物的制备流程及质量评价方法。

2. 熟悉环糊精包合物在药物制剂中的应用及制备原理。

二、实验原理

包合技术系指一种分子被包嵌于另一种分子的空穴结构内形成包合物。包合物由主分子（host molecule）和客分子（guest molecule）组成。主分子具有较大的空穴结构，足以将客分子容纳在内形成分子微囊。包合是一种物理过程，主要取决于主、客分子的立体结构和两者的极性。药物制成包合物后具有：①增加药物的溶解度和溶出度；②提高药物的稳定性；③使液体药物粉末化；④改善药物生物利用度；⑤掩盖药物的不良嗅味；⑥调节药物的释放速率；⑦防止挥发性药物成分挥发等诸多优势。包合物常见的主体分子有环糊精、杯芳烃、杯吡咯、杯咔唑、柱芳烃等。

环糊精是一类由 6～12 个葡萄糖分子通过 α-1,4-糖苷键连接而成的环状低聚糖化合物，为中空圆筒状结构。筒内形成疏水性空腔，能吸收一定大小和形状的疏水性小分子物质或基团，形成稳定的非共价复合物。包合的稳定性取决于主、客分子间的范德华力。当疏水客分子进入环糊精空腔后，其疏水基团与环糊精空腔有最大接触，客分子的非极性越高，越易被包合。常见的环糊精有α、β、γ三种，其中以β-环糊精（β-CD）应用最为广泛。环糊精由于其结构具有"外亲水，内疏水"的特殊性及无毒的优良性能，可与多种客体结合，使客体的某些性质得到改善。

布洛芬（Ibuprofen）为解热镇痛类非甾体抗炎药，白色结晶性粉末，在乙

笔记

醇、丙酮、三氯甲烷或乙醚中易溶，在水中几乎不溶。本品通过抑制环氧化酶，减少前列腺素的合成，产生镇痛、抗炎作用；通过下丘脑体温调节中枢而起解热作用，在临床中应用十分广泛。但因其不溶于水、溶出度低、生物利用度低、口服后对胃肠黏膜刺激性较严重，故将其制成环糊精包合物。

包合技术在药剂中的应用很广。包合物的制备方法较多，常用的制备方法有：①饱和水溶液法（重结晶或共沉淀法）。将药物或其溶液加入饱和的β-环糊精水溶液中，在一定的温度下搅拌后冷却、结晶，过滤，干燥即可。这是目前研究中采用最多的方法。②超声法。将药物加入β-环糊精饱和水溶液中用超声波破碎仪选择合适的超声强度和时间，然后将析出的沉淀过滤，干燥即得。③研磨法。将β-环糊精用2～5倍量的水研匀，加入药物（难溶药物可先预溶于少量有机溶剂中），研磨成糊状，低温干燥，用适当溶剂洗净、干燥即得。④冷冻干燥法。将β-环糊精的饱和水溶液滴入药物溶液中，继续搅拌，至白色沉淀析出，室温下继续搅拌，静置、过滤，滤液冷冻干燥即得。该法使包合物外形疏松，溶解性能好，可制成粉针剂，适用于热不稳定的药物。⑤酸碱中和法。将药物溶于碱性溶液（如三乙醇胺）中，与含有β-环糊精的水溶液混合，搅拌至达到平衡析出沉淀，过滤，干燥即得包合物。⑥喷雾干燥法。将药物与β-环糊精的饱和水溶液混合，喷雾干燥除去溶剂，即得。该法产率较高，常用于热稳定性佳、易溶于水的包合物，适宜大工业生产、高效快速。⑦微波辐射法。将β-环糊精和药物溶于混合溶液中，置于微波中反应，过滤，用等量的混合溶剂洗去游离的药物或β-环糊精，干燥得到包合物。此外，还有溶剂挥发法、液-液法和气-液法、超临界流体法等。

评价环糊精包合物的质量标准主要有包封率和溶出度。包封率的测定需将未包进去的游离药物洗去；溶出度的测定需在体外模拟环糊精包合物的溶出释放环境，二者的测定均可采用紫外分光光度法。

三、实验材料与方法

1. 实验材料

布洛芬、β-环糊精、95%乙醇、蒸馏水。

2. 实验方法

① 查阅文献，根据布洛芬的理化性质、生物学性质、药理作用和临床应用等方面文献的查阅与学习，获得相应的处方前研究资料。

② 以解决布洛芬水溶性差的问题为目标，选择合适的制备方法，进行处方设计及制备工艺确证。

③ 通过实验操作进行处方筛选与制备工艺的优化，获得优化处方和制备工艺。

④ 最后对所制备的布洛芬包合物进行质量评价。

笔记

四、实验结果和讨论

1. 对布洛芬剂型设计和质量评价相关的处方前研究进行阐述。
2. 写出布洛芬包合物制备的完整处方、制备工艺及流程。
3. 所制备布洛芬包合物制剂的质量检查项目内容、方法和结果。
4. 对所制备的布洛芬包合物制剂进行综合评价。
5. 对实验过程中存在的问题进行讨论，并提出改进方法及建议。

五、思考题

1. 比较说明你所采用的包合物制备方法的优缺点。
2. 从本实验中你获得了哪些启示？

参考书目

[1] 方亮. 药剂学 [M]. 8版. 北京：人民卫生出版社，2016.
[2] 崔福德. 药剂学实验指导 [M]. 3版. 北京：人民卫生出版社，2011.
[3] 李瑞，丁志英. 药剂学实验 [M]. 武汉：华中科技大学出版社，2020.